どうして私のアトピーは治ったか？

脱ステ・脱保湿・アトピー改善大作戦

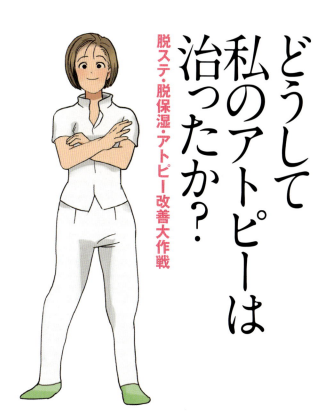

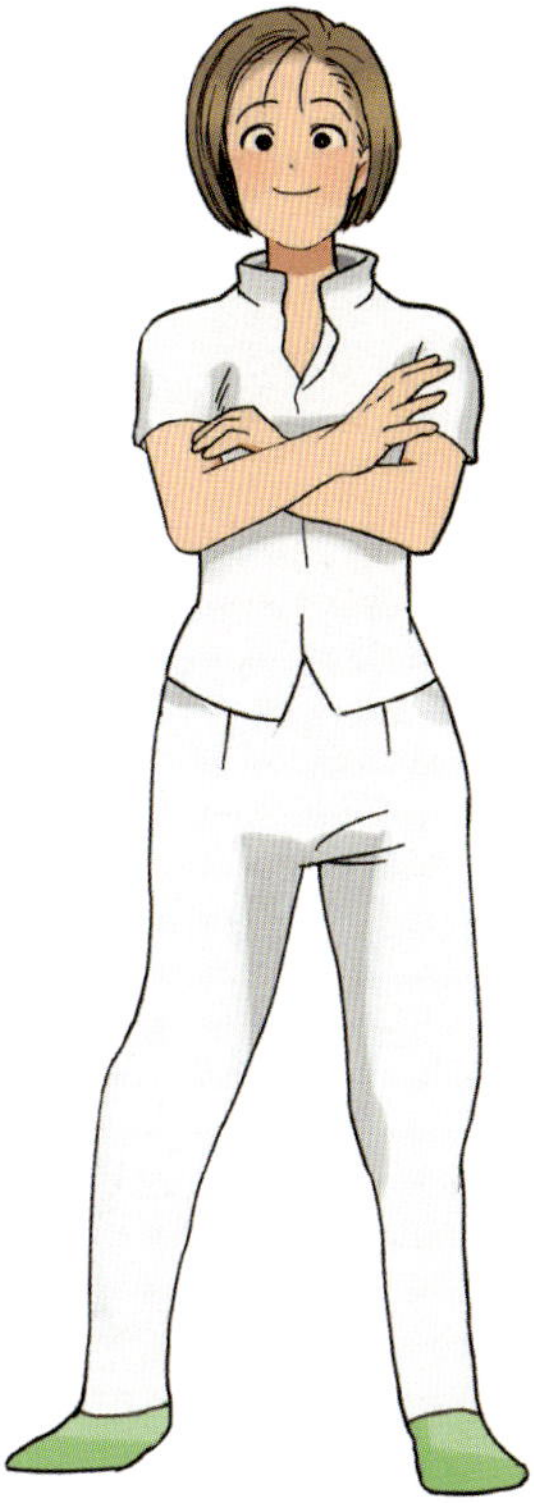

三和書籍

アトピーは
ここまで治る

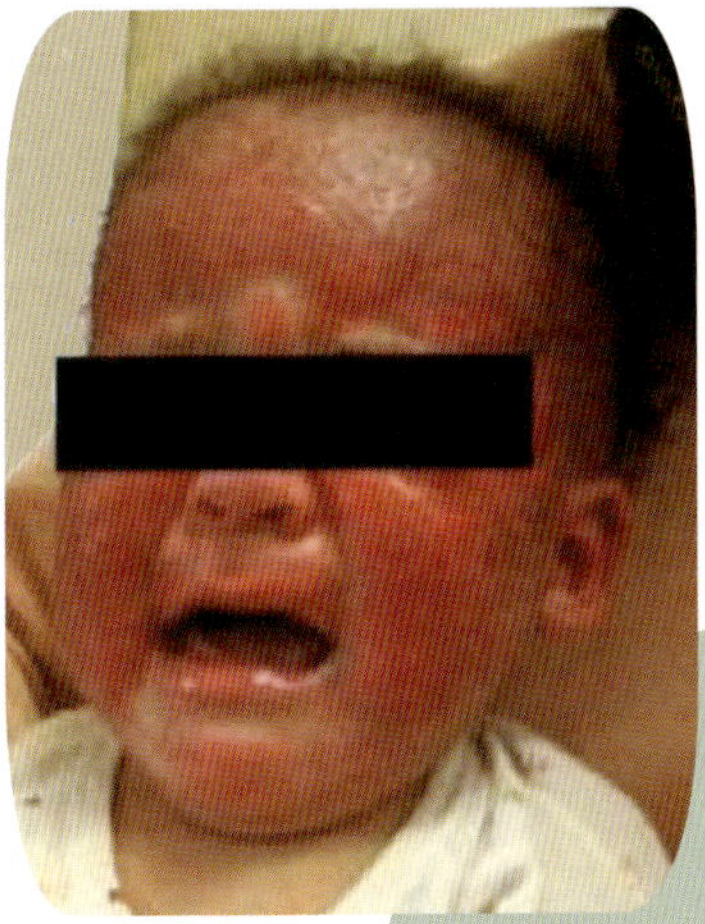

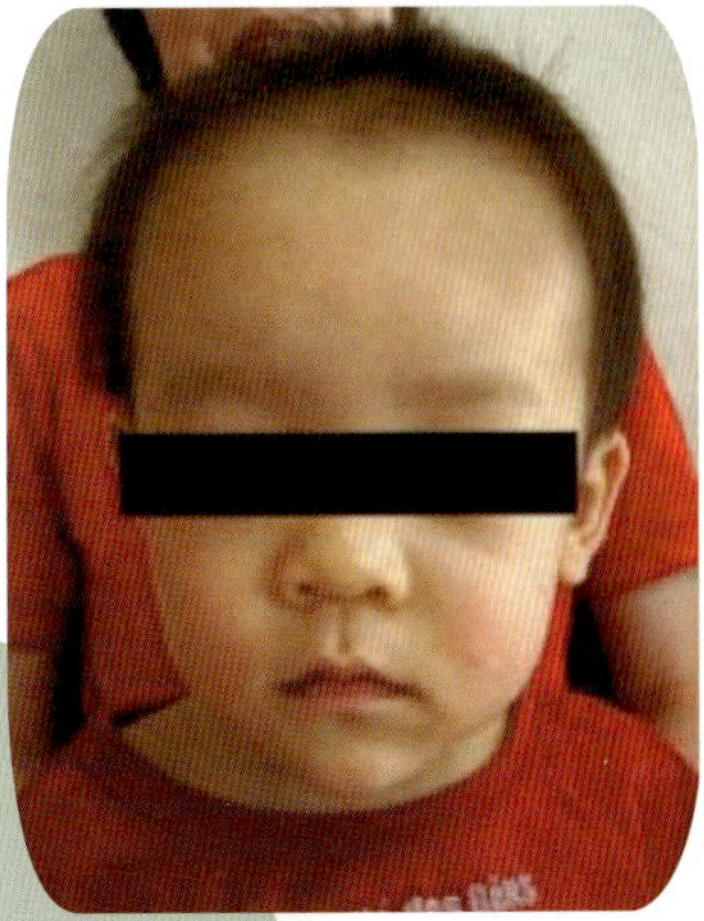

治療開始６ヵ月後

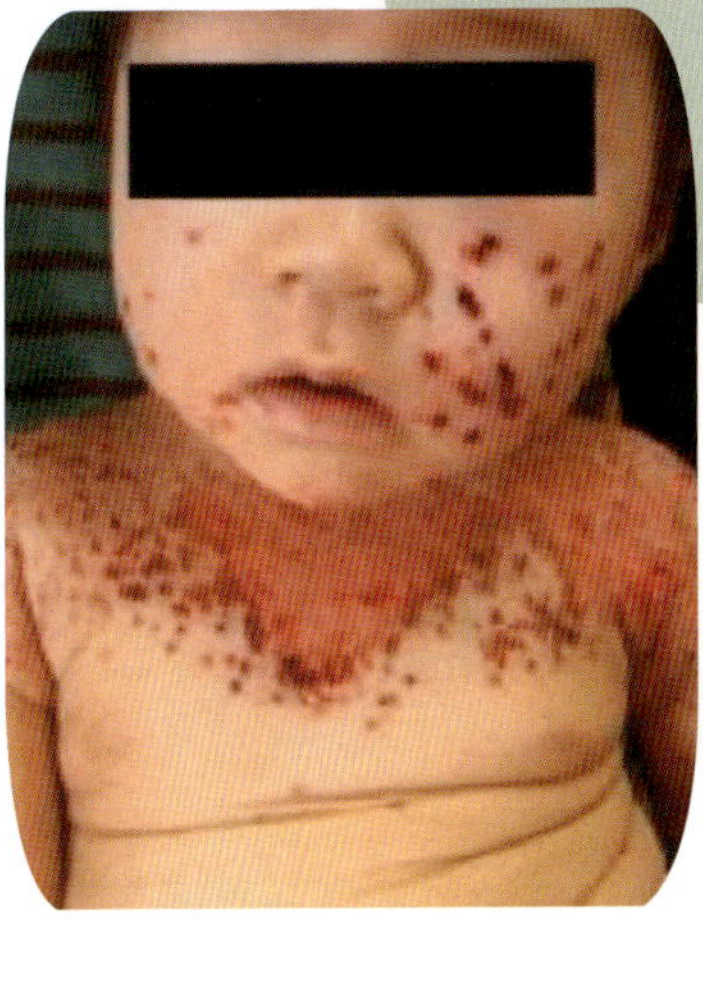

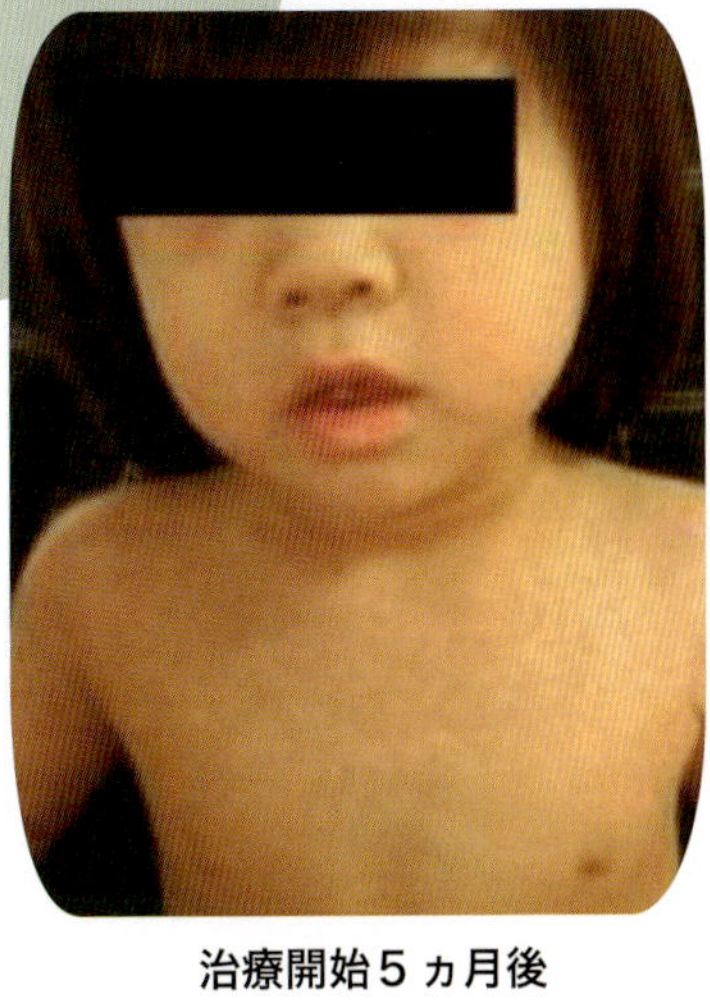

治療開始５ヵ月後

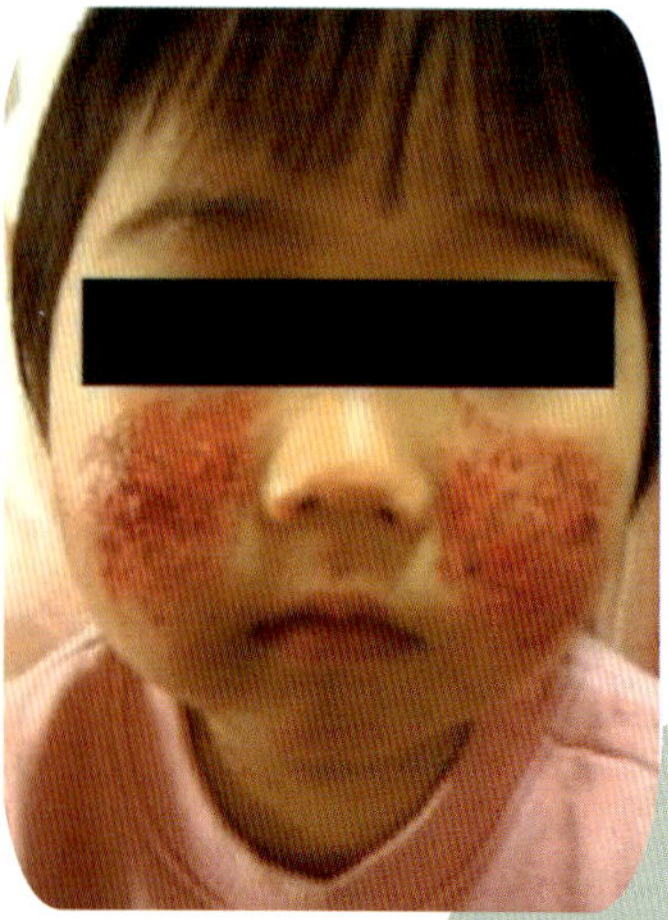

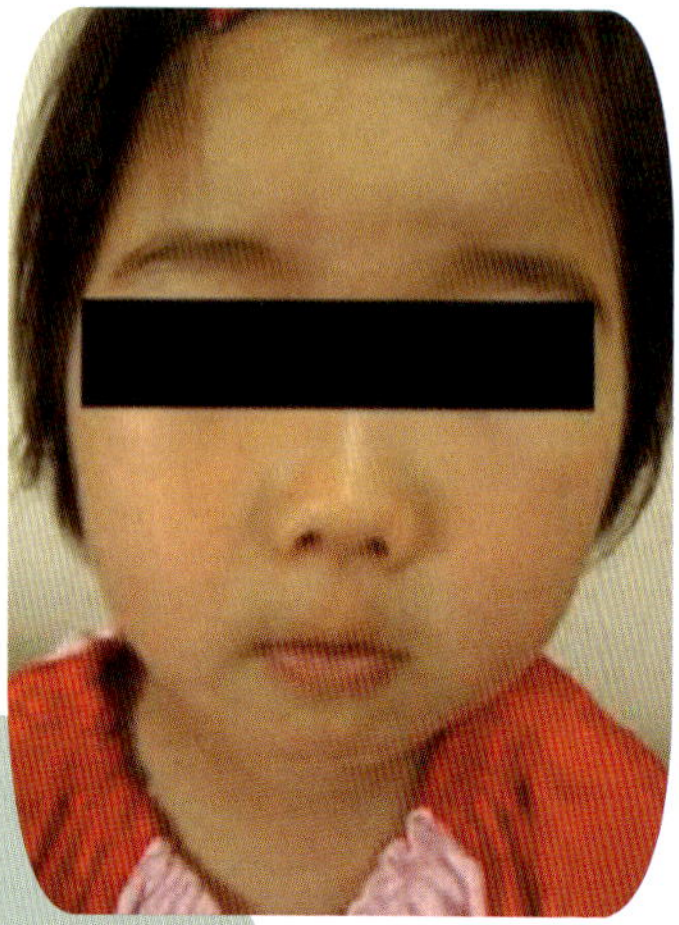

治療開始４ヵ月後

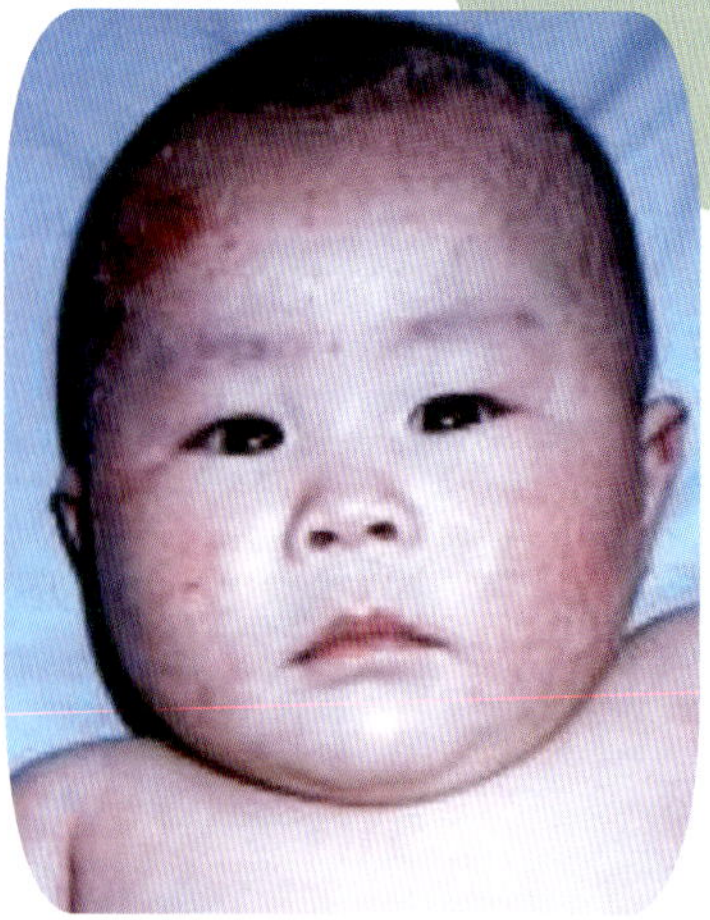

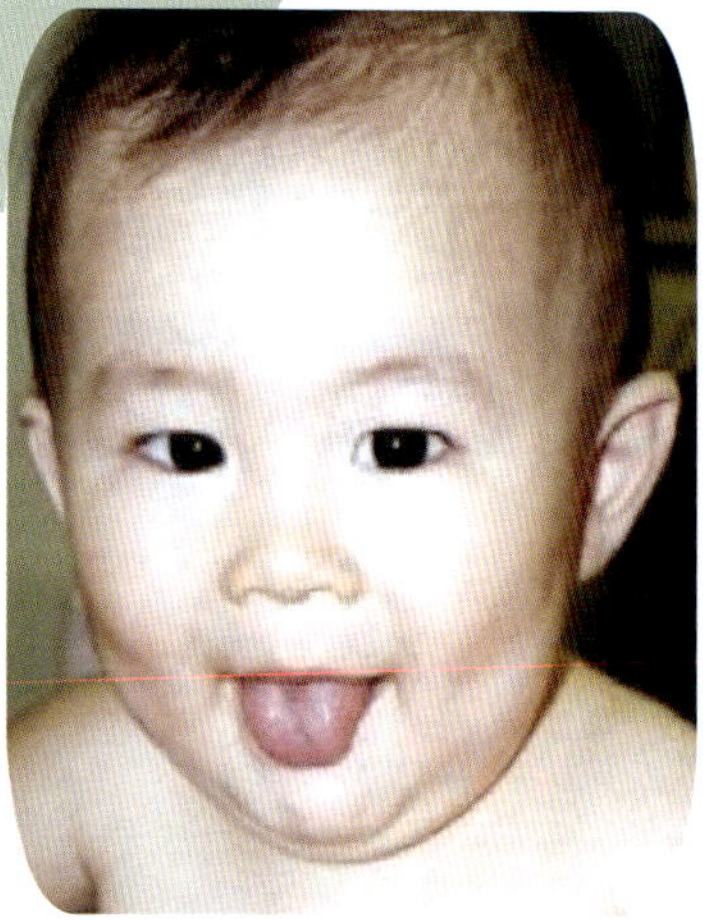

治療開始11ヵ月後

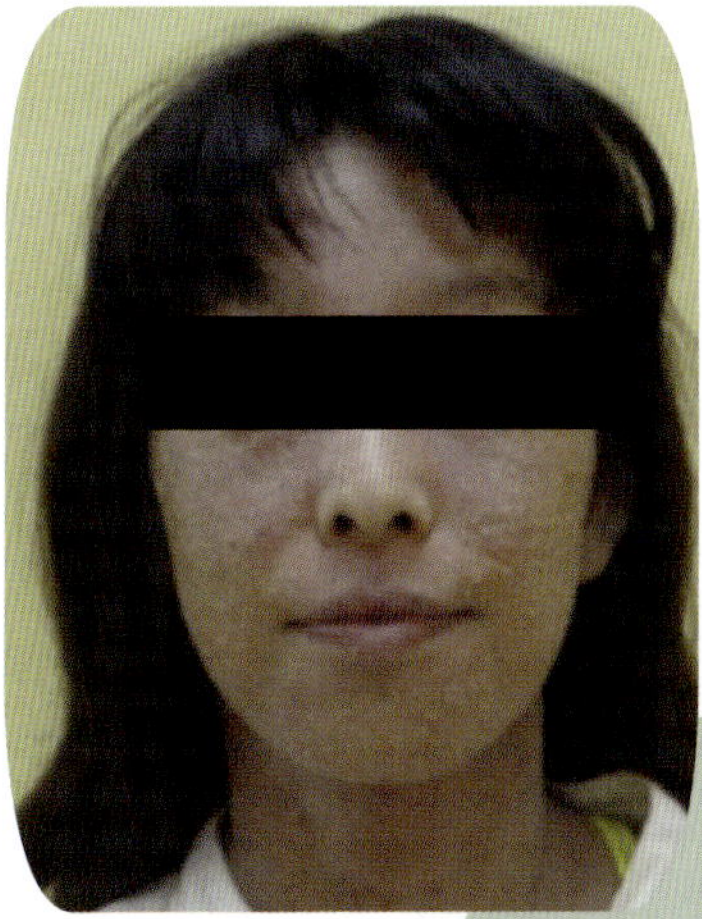

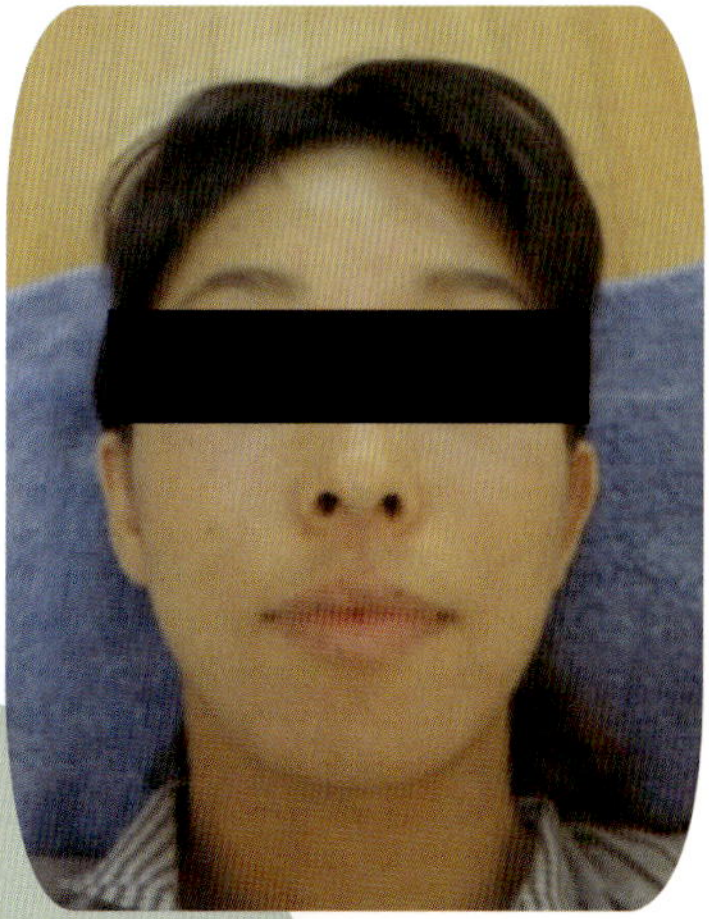

治療開始２ヵ月後

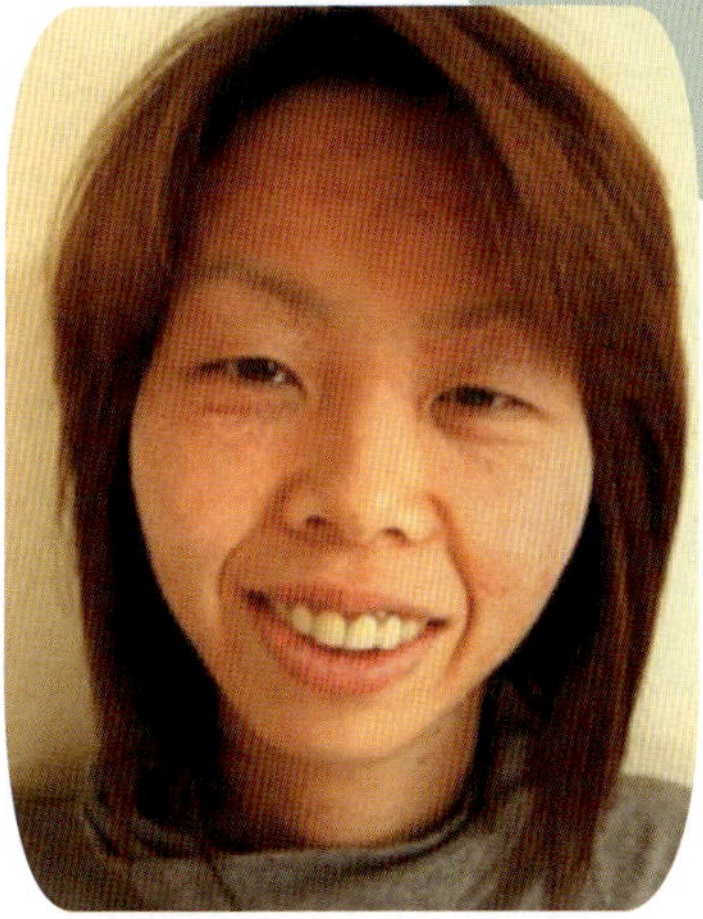

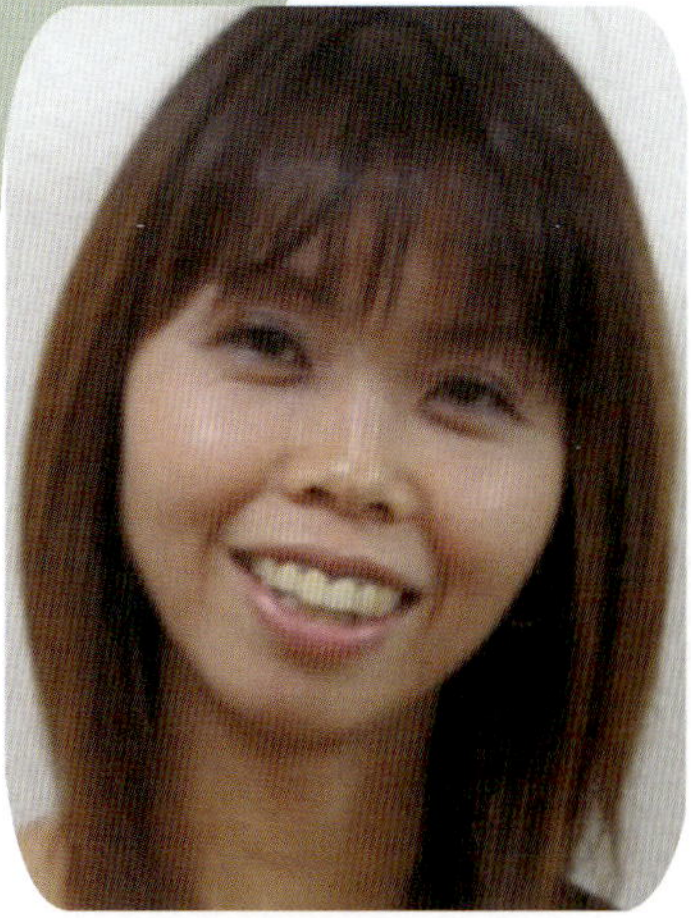

治療開始６ヵ月後

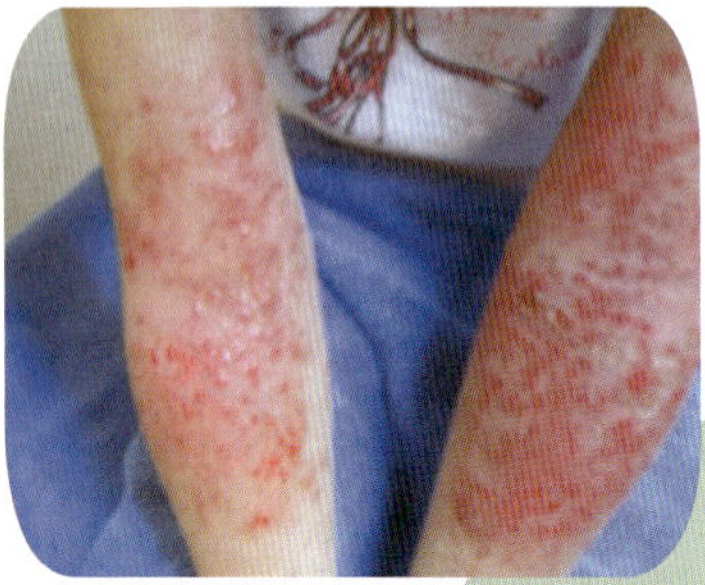

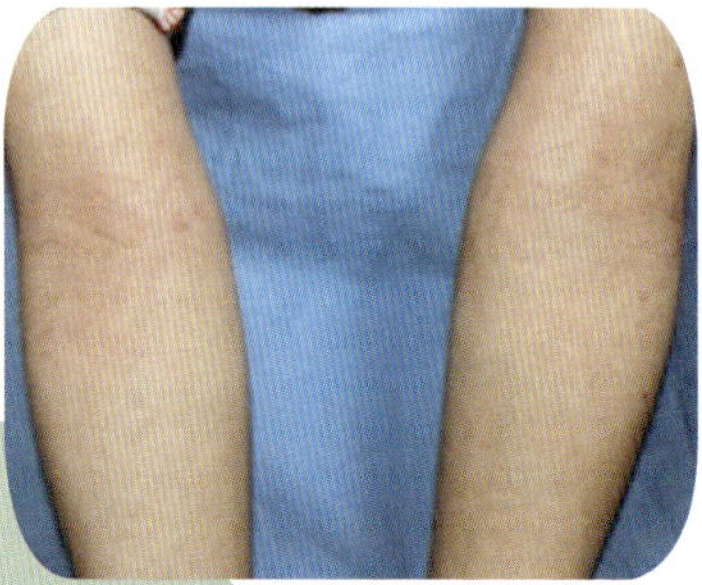

治療開始12ヵ月後

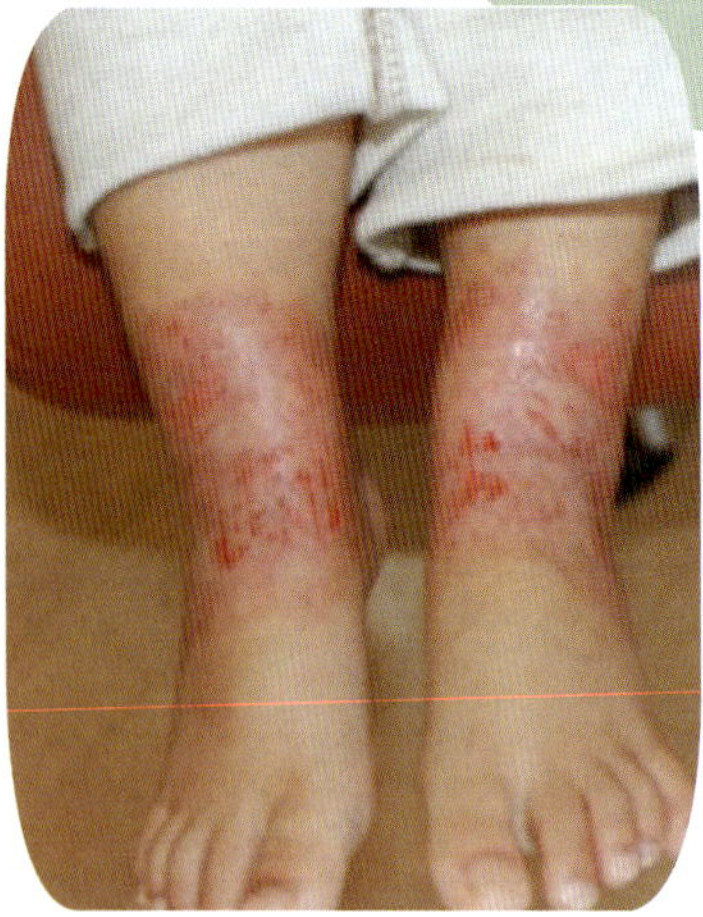

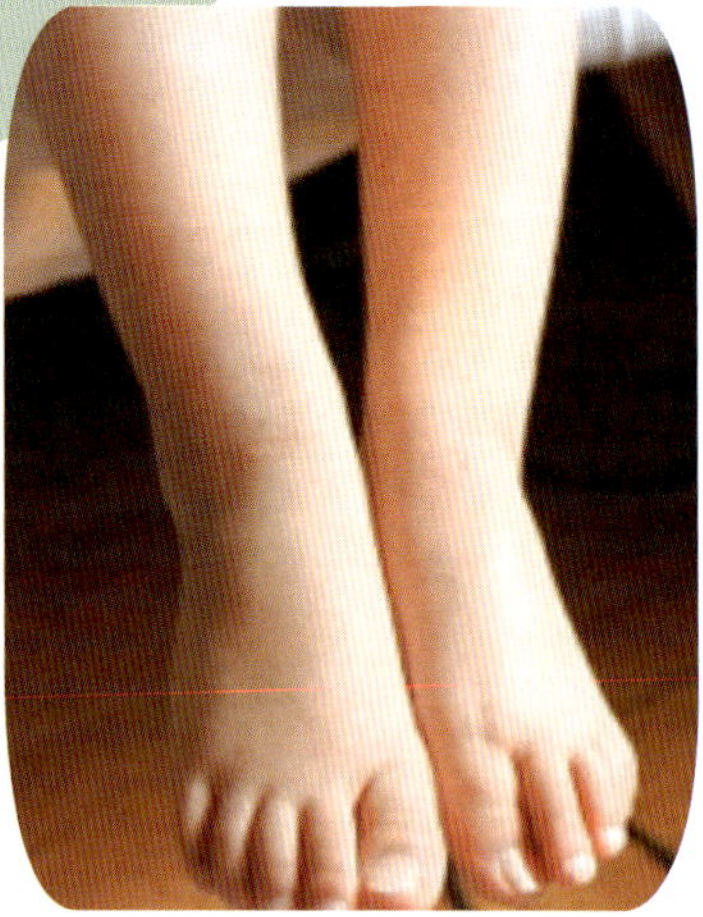

治療開始12ヵ月後

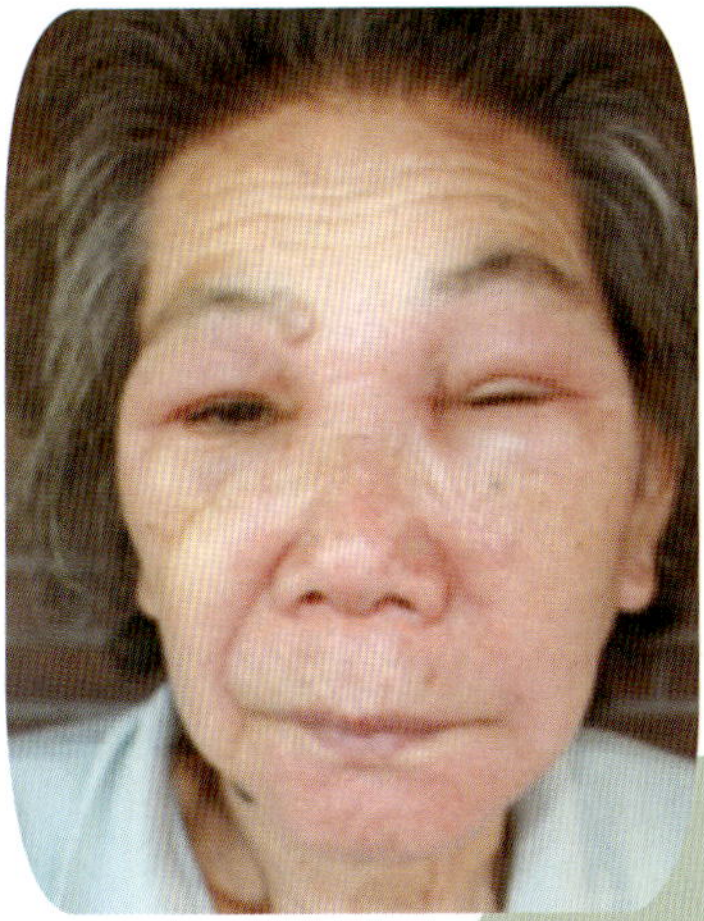

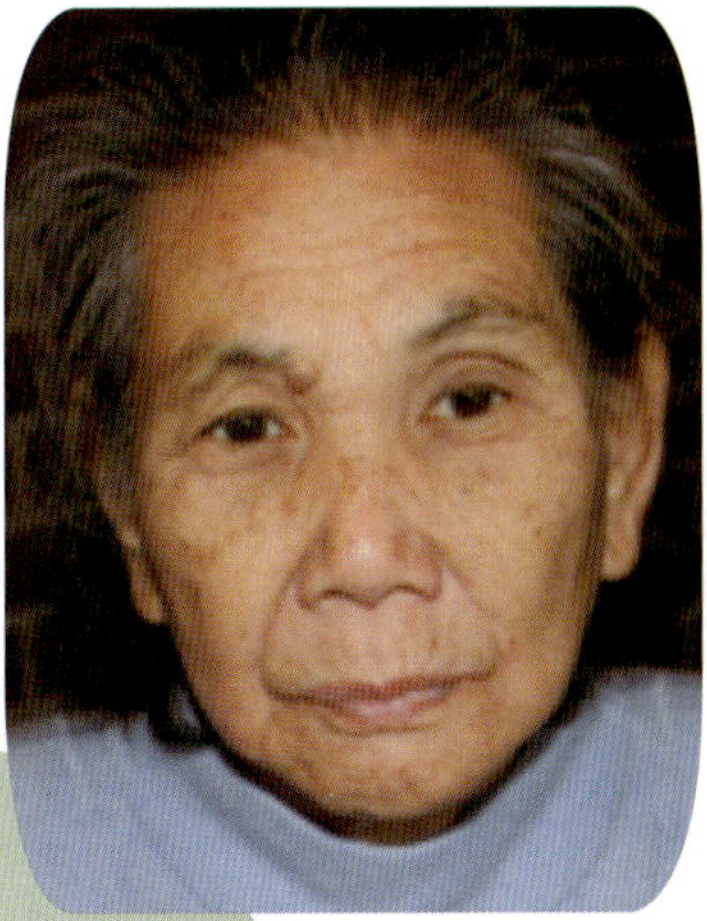

治療開始２ヵ月後

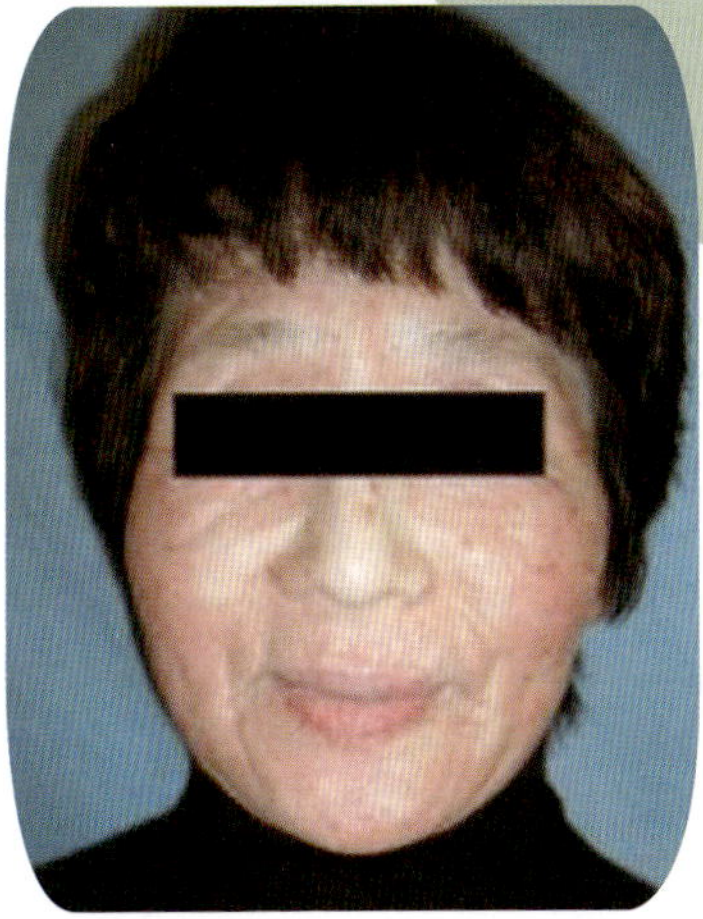

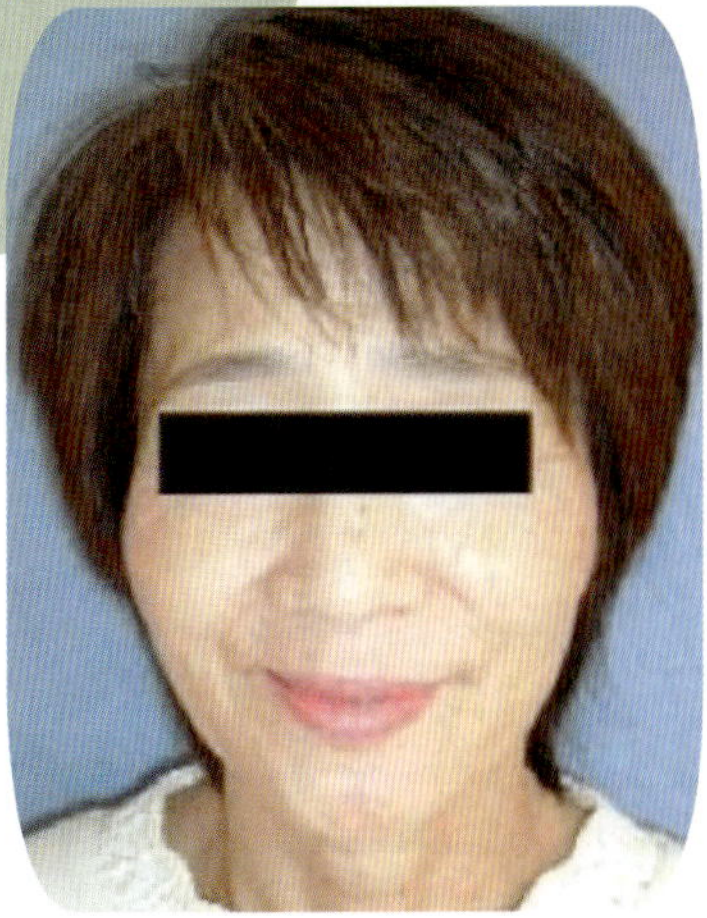

治療開始７ヵ月後

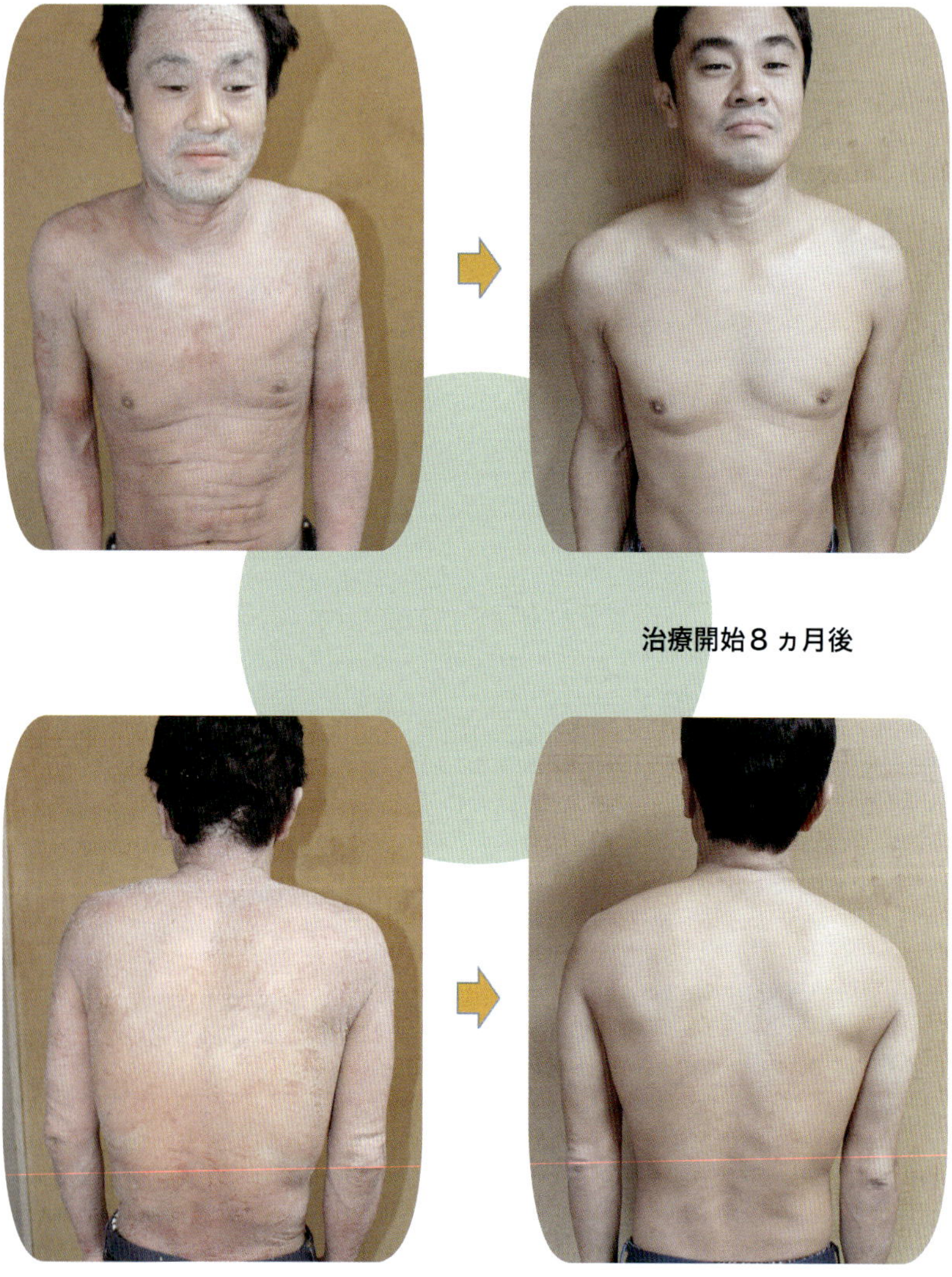

治療開始8ヵ月後

どうして私のアトピーは治ったか？

脱ステ・脱保湿・アトピー改善大作戦

なかむら東洋医療センター 副センター長
井出智子
なかむら鍼灸接骨院 院長
中村昭治
なかむら鍼灸接骨院 副院長
笹原茂儀

三和書籍

推せん文

新潟大学名誉教授　安保 徹

アトピー性皮膚炎の対処法と治し方を書いた井出智子さんの本を推せんするに当たり、もう一度アトピー性皮膚炎の成り立ちを述べてみたいと思います。まず言いたいことは、アトピー性皮膚炎は治るということです。希望と未来が待っています。

病気の成り立ちがわからないままだと、原因不明として対症療法の薬を出すような未熟な医療になってしまいます。現状を見れば明らかです。多くの皮膚科医はアトピー性皮膚炎をもてあましていて、患者に希望を与えられずにいます。医師も不幸です。ともに学ばなくてはなりません。

小児や子供に発赤、発疹、痒みが突然に出現すれば母親はあわてるでしょう。すぐに病院にかけ込みます。アトピー性皮膚炎の診断と同時に、そこで出されるのが、抗ヒスタミン剤、消炎鎮痛剤、ステロイド剤などの入った軟膏です。しかし、ここで思いをめぐらす必要があります。薬で症状がおさまったにせよ、なぜ、アトピーの炎症が出たかということです。

二つの理解が必要です。多くの病気に共通のことです。

一つ目、炎症は治るためのステップとしての反応なのです。捻挫でも、霜焼けでも目一杯炎症を起こして治るでしょう。腫れて、痛くて、痒くて大変です。アトピー性皮膚炎でも同じです。からだに付着した異物（ハウスダストなど）を局所から洗い流したり、外に排泄するために、発赤や発疹がでています。

半日から二、三日炎症を進めれば、アトピー性皮膚炎は治ります。赤ちゃんの場合は、入浴時の塩素や母乳からの食べ物由来の抗原の場合もあります。いずれにせよ、炎症を起こして排泄し、その後治癒に入ります。薬で炎症を止めると排泄が進まないので、薬が切れるとまた炎症に戻ります。薬が治る妨げになることがわかるでしょう。そして、薬依存に引き込まれます。

二つ目は、ステロイドのようなコレステロール構造をもつ脂質は、それ自体が排泄が困難で過酸化脂質として真皮層に沈着してゆくことです。そして、皮膚の構造や機能を破壊してしまいます。ごぞんじのRed Skin Syndromeです。日常生活や社会生活を困難にしてゆきます。

もう一つ最近の知見を加えましょう。ステロイド受容体の七割はミトコンドリアの中にあり、エネルギーや熱の生成元であるミトコンドリアの機能を止める働きが、ステロイドホルモンの本質だということです。専門的にいうと、有酸素下のミトコンドリアの働きを止め、嫌気的解糖系を働かす条件を整えることです。つまり、ストレス反応です。瞬発力の筋肉である白筋を働かせる条件をつくり、危険から去る反応です。

しかし、くり返しステロイドを使うとミトコンドリアの機能が抑えられ、低体温に苦しみ、しだいに生きる力を失うことになるでしょう。医師も一般の人も、こうした理解は欠かせないのです。

この流れから脱却するのは簡単ではありません。しかし、実行しなければなりません。この本が力になるでしょう。

平成二八年五月記す

はじめに

井出智子

＊突然のリバウンド

私は幼少時アトピーでした。

肘、膝裏に湿疹が出ていたのを今でも覚えています。

当時、ステロイドを使用していたか否かの記憶は定かではないですが。

長期間ではなかったにしろ、透明なベタベタしたものを塗っていたような記憶もあります。母に確認しても使ってないと思うと曖昧な返答でした。

多分長期に使用していなかったため、そんな感じなのだと思います。

しかし、当時私がアトピーだったため、昔でいう、硫黄風呂の液体をお風呂に入れ、タクトホワイトというものを肘、膝裏に塗り、乾燥するとまっ白になっていたのを覚えています。

毎年夏に海水がいいと二泊三日で海水浴に連れて行ってもらい、朝から晩まで海に入っていたことを思い出します。

その後、スポーツをするようになり体力もつき、次第に自分自身がアトピーだということすら記憶からなくなっていました。

社会に出てからも、アトピーはおさまっていて、花粉症のみ毎年辛い思いをしていました。花粉症の薬は手放せませんでした。

そして、ある年花粉症の時期にくしゃみ、鼻水ではなく、背中全体に湿疹が。痒みから、夜も眠れず、背中はベタベタし、シャツが背中にくっついてしまうほど。考えることなく皮膚科へ。そして痒み止めの注射と飲み薬を。そんなことを何度か繰り返していました。人間、のど元過ぎればなんとやら。痒み、湿疹さえおさまればその薬が何だったのかなんて、まったく考えないのです。

私自身がなぜ、鍼灸あん摩マッサージ師になったかと聞かれても、大した理由は正直ありません。ただ、進路に迷っていたときに、専門学校から資料請求どうですかとのダイレクトメールがポストに届き。そのとき初めてこの業界を知ったのです。何となく、直感的にここだと思ったのです。

社会に出て、鍼灸師として働いていても何かしっくりできず、私は何がしたいのだろうかと日々考えていたとき、なかむら鍼灸接骨院 中村昭治先生との出会いがありました。

アトピー、アレルギーを専門としている治療室と出会えたのです。

そして、なかむら鍼灸接骨院で治療師として働き、鍼灸師になって良かったと初めて心から思えたのです。きっとこれは偶然ではなく必然なのだと。

なかむらでは毎日、毎日アトピーの患者さんやアレルギーの患者さんと接し、治療をしていく中、患者さんからたくさんのことを教えてもらいました。

リバウンドの過酷さ、精神的な面での悩み、その他もろもろと。それは、治療師の私でさえ涙が出そうなほどでした。

頑張ってリバウンドと戦っている方にさらに頑張れとは言えなかったですけど、心の中では頑張れ、頑張れもう少し、もう少しでリバウンドから解放されるからねって思いながら施術させていただいていました。その頃の方々のことは今でも鮮明に覚えています。

なかむらを通して、安保 徹先生・福田 稔先生の福田 - 安保理論による免疫学を知り、そこから人間の体の免疫というものを学びました。

免疫学を中心に、ヨガとの出会い、身体にやさしい食事との出会いがあり学びました。

そうこうしているうちに、今度は私が知らず知らずのうちに使用していたものに関してのツケが…。そうです。リバウンド様症状が出たのです。

それはきっとステロイドだけではなく、生まれ育った静岡を離れ、一人暮らしを始めてからの食生活、生活習慣の乱れからのツケが一気に現れたのです。最初はびっくりして何が何だか。冷静に思い起こしたら反省することばかりだったのです。自分の身体は自分が食べたものからできるのですから。そりゃあ、身体も悲鳴をあげるわけです。

しかし、今までたくさんの患者さんから教わっていたので、大丈夫。

今回、そんな私がたくさんの方々の教えと協力のもとそのリバウンドを乗り越えました。自分自身がリバウンド様症状を体験したことは、これもまた偶然ではなく必然的に私が鍼灸あん摩マッサージ師になり、この仕事をしていく中で必要なことを教えてくれたのだと思っています。

なかむらで行う、筋・筋膜伸長療法の大切さと意味。お灸、鍼の本来もっているすばらしさ、ヨガと出会い呼吸法の大切さを実体験をもとに紹介したいと思います。

酸化したステロイドを体外に出す治療

中村昭治

一般的なアトピー治療にはステロイド剤や保湿剤、免疫抑制剤などの塗り薬や内服薬が使用されます。

しかし、これらはすべて治す薬ではなく、一時的に辛い症状、痒みや発赤を薬の力で抑え込んでいるだけです。

アトピー症状（痒みや発赤）は辛く苦しいのですが血行を促進しようとする、治ろうとする働きです。この治ろうとする働きを長期間抑え込んでしまうことがアトピーを治らない疾患にかえてしまうのです。

そして、ステロイドや保湿剤のいちばん恐ろしいところは薬の危険性を知ってステロイドを中止、離脱を決意しても長期間患者さんを苦しめます。これがこの薬の一番の問題点です。この時起こるリバウンドの苦しみを少しでも和らげてくれるのがもみほぐす治療（筋・筋膜伸長療法）です。

私の考えはこうです。長期間ステロイド剤や保湿剤を使用することで非分裂細胞

（皮膚・筋肉）の中に酸化したステロイドや腐った油が侵入することでコルチゾールの産生障害や、毛細血管の血流障害、体液・リンパなどの循環障害の悪循環に至ります。さらに遺伝子まで影響を及ぼし核酸DNAの塩基配列に変化をきたすことが最近わかってきました。非分裂細胞とは、細胞が新しく生まれ変わらないことで、一度侵入した酸化ステロイドや酸化油は長期間にわたり、患者さんを苦しめることになるのです。

もし、分裂細胞内だけに侵入するだけならば、これほどまで長期間にわたり苦しめられることはありません。これが長期間使用した方の苦しむ大きな理由だと考えております。そのことがさらに自律神経を乱します。したがって皮膚や筋肉の筋肉細胞に入った腐ったステロイドや保湿剤を排泄させるために皮膚・筋肉・筋膜をもみほぐすことが非常に重要なこととなってくるのです。

酸化したステロイドを体外に出す治療が筋・筋膜伸長療法（Stretch Therapy）です。この治療によってアトピーは改善や治癒に向かうのです。

これが私の理論です。

そして最近の研究では、皮膚でもコルチゾール（ステロイド）を合成・代謝（作り出すこと）ができることがわかってきました。すなわち痒いときは、わざわざ（ステロイドの）副作用の強い痒み止めや保湿剤、免疫抑制剤を使用しなくても治すための薬を私たちは副腎皮質や皮膚で作ることができるのです。

私は今から二五年前、筋肉と筋膜の血行を促進し硬い筋を柔らかくする筋・筋膜伸長療法を全身に用いたところ、アトピー性皮膚炎が治っていくことを発見しました。今まで三〇〇〇人以上の患者さんと接してきました。そのほとんどの方がアトピー性皮膚炎というより、ステロイド薬害の方ばかりでした。

そして、治療をさせていただきもう一つわかった点は、筋肉の柔らかいタイプは難治化しにくく、治りやすい。逆に筋の硬いタイプは難治化しやすく治りにくいということがわかりました。同じステロイドや保湿剤を使用しても筋肉の硬さによってステロイドや保湿剤の影響を受けるタイプと受けにくいタイプがあるようです。

この治療法で治ったまたは、改善した患者さんの写真やデータをこの本の中で紹介します。この二五年の間に多くの患者さんや新潟大学名誉教授 日本自律神経免疫研究会会長 安保 徹先生の考え方や多くの医療関係者の方に学び、そして反省もしました。

そして、アトピー治療にはステロイド剤、保湿剤、免疫抑制剤は使用してはならないという結論に達しました。

ここで、今までにステロイド・保湿剤を使用しないで治癒した子を紹介いたします。

この子達の治療期間が重要でそらとちゃんは三ヵ月、かこちゃんは九日とステロイドや保湿剤を使用しなければこんなに早く治るという事実です。この事実も、患者さんに教わり、学んだことの一つです。ステロイド・保湿剤の使用についての議

伸長療法でアトピーはここまで治る

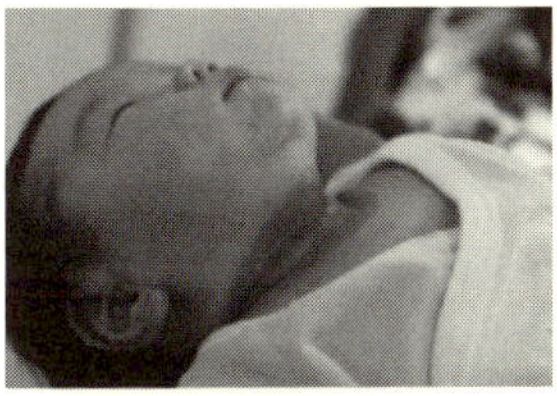

そらとちゃん　0才

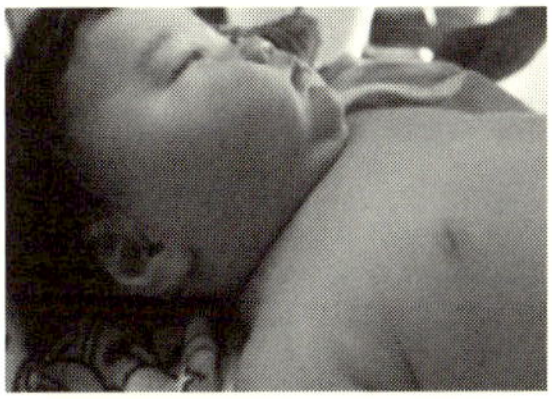

3ヵ月後

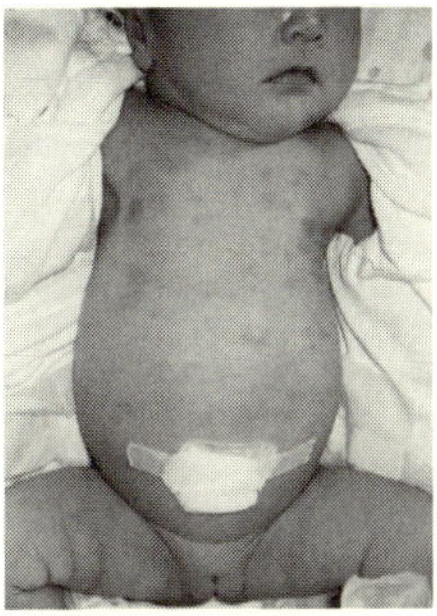

かこちゃん　0才

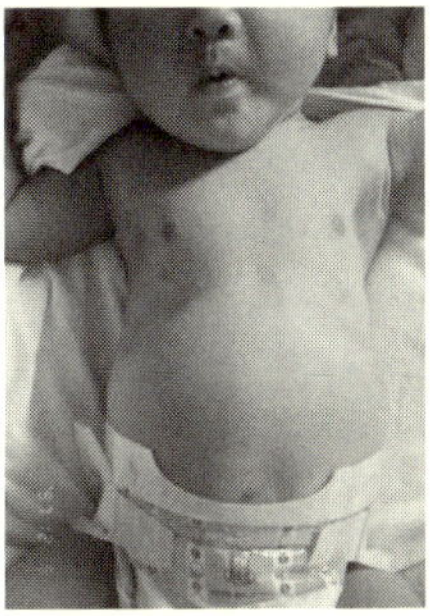

9日後

論は、肯定派と否定派の間で侃々諤々とされておりますが、副作用の強いステロイドなどを使用する前に、血行促進をはかり、自律神経や皮膚・筋膜・筋肉などを刺激する治療で、アトピーは治る。

このことを一人でも多くの方に知っていただくことが重要な仕事だと私達は考えております。

今まで患者さんに多くのことを教わり学びました。そして浅学の身を恥じたことも何回もありました。患者さんにいただいた御恩を少しでもお返しできたらと考えております。

一五年間で蓄えた治療経験を紹介

笹原茂儀

今回この本の出版に際し各論的な部分の担当をさせていただきました。

私の在籍する治療院の院長である中村昭治が『アトピー治療革命』（二〇〇一年メタモル出版刊）を出版してから一五年がたちます。その後、多くの患者さんも当院に来院され、私も来院されたほぼすべてのアトピー性皮膚炎の患者さんの治療に携わってきました。

当院の考え方や治療方針は当初とかわりはありませんが、この一五年の間で世の中の流れは大きくかわってしまったと思います。

特に二〇〇八年に厚生労働省の研究班がまとめた「厚生労働科学研究・アトピー性皮膚炎治療ガイドライン二〇〇八」が発表されてから、薬物治療（ステロイド剤）が絶対的になってしまったことです。

今まで優良とされていた治療でさえ、巷でいわれる民間療法とひとくくりにされてしまっています。

ただし、国（厚生労働省）が認めたガイドラインに沿った治療に疑問や嫌気がさし、または苦しみ、当院に来院される患者さんは後を絶ちません。

この本を読んでもらえば、当院の治療はアトピー性皮膚炎に対して優良であると思っていただけると自負しております。

今回は一五年間で蓄えた治療経験や資料を余すことなく紹介したいと思います。

この本を読んで、今の苦しみから少しでも解放される方がおられることを心からお祈りしつつ私のはじめのことばとさせていただきます。

『どうして私のアトピーは治ったか？』目次

第4章

なかむら鍼灸接骨院の治療法 65

第1章

アトピーを治すには
どうすればいいのか

筋肉をほぐせばアトピーは確実に治っていく

「皮膚トラブルは体調不良によって起こる」「皮膚は体調を表す鏡」と皮膚科や内科の医師達は口をそろえていっています。なのに、何故?身体を見ることもせずに皮膚の状態だけを診て塗り薬ばかり処方するのでしょうか?

アトピー性皮膚炎を含む皮膚トラブルは、内部の体の不調が痒みとして現れます。ならば皮膚表面に現れた炎症の裏に、いったいどんなことが起きているのか考えるべきではないでしょうか。一緒に考えてみましょう。

あなたは今、果物屋さんの前で美味しそうな果物を前に品選びをしています。そこで皮に傷がある果物があれば傷んでいるであろうと、買うことはないと思います。それは皮に傷=中身も傷んでいるのでは、と思うからではないでしょうか。今までの経験上それを知っているからなのでしょう。

表面の傷みの裏には内部の傷みがあるのです。このことを認識しているのです。

果物はもぎ取られた段階で、樹や枝から栄養が行かなくなるため、外からの傷により内部に影響が出るのではないでしょうか。


人間の身体はどうなのでしょうか？

人間は身体に取り入れられた栄養、酸素が中心部より外側へ向かって運ばれ細胞一つひとつが機能しています。その栄養、酸素が外部にさらされている皮膚にまでうまく到達しないのはなぜなのでしょうか？

動脈や静脈の外側には筋肉があります。その筋肉が硬くなってしまっていることにより、栄養素が皮膚にうまく届いていないとは考えられないでしょうか？

内部の不調が、外の傷みへと現れているのであれば筋肉をほぐしたらいいのでは？と思うのです。

難しい解剖学を引っ張り出さなくても私たちの皮膚の下には筋肉があるということは皆さんご存知のはずです。

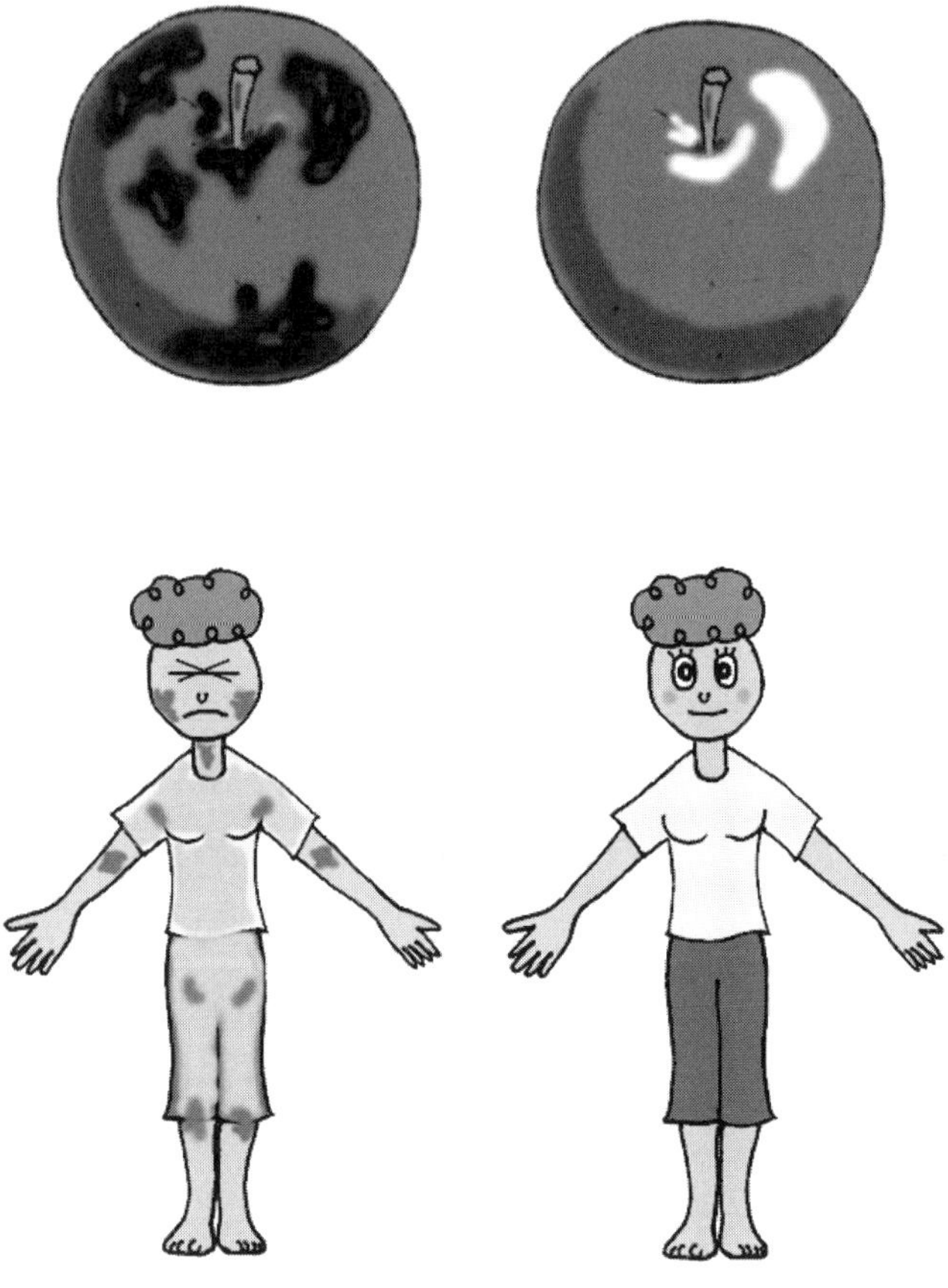

皮膚組織と筋組織の重さは、体重全体の六割ほどにおよぶといわれていますから、人間の体から骨を除いたほとんどは皮膚と筋肉といってもいいのではないでしょうか。皮膚の下には必ず筋膜と筋肉が存在しているのであり、筋膜や筋肉は皮膚の土台なのです。

アトピー性皮膚炎が内部からの傷みが表面化したものであるとするならば、皮膚の土台である筋肉に何らかの不都合が生じていると考えるとどうでしょう、筋膜・筋肉に生じている不都合を解消できれば、表面に現れている炎症も解消できると考えるのが自然ではないでしょうか。

ここで大きな結論を述べておきましょう。

今までの臨床経験から判断するなら、アトピー性皮膚炎の温床は筋膜と筋肉に生じている障害です。ごく単純に表現するならば、筋膜や筋肉が硬くなっているときに生じ、血行不良に至ります。それがもたらす新陳代謝の異常こそがアトピー性皮膚炎の最大の原因だったのです。

この後紹介するように、筋・筋膜伸長療法という適切な手立てを行い、皮膚や筋膜・筋肉を柔らかくしていくにつれ、アトピー性皮膚炎は確実に改善し、治癒に至ります。つまり、皮膚や筋膜・筋肉が柔軟になり、それにともない血行が改善されて新陳代謝の異常が正される事により、皮膚トラブルが消えたのです。

飲み薬も、塗り薬も、薬物は炎症という表面的な現象への対処であり、炎症の土台を改善するものではないのです。

主因を排除しないまま
ステロイドを塗りつづけるつもりですか

アトピー性皮膚炎にはさまざまな誘発因子があるといわれています。

大気、水、土などの環境汚染、食品添加物、食生活の変化、ストレス、ダニなどのアレルゲン物質、環境ホルモン、皮脂組織の低下と数え上げたらきりがありません。

そんなことをいわれたら、この先まっ暗です。きっと自分を責めてしまうでしょう。

同じ環境、同じ生活をしているのに、自分はアトピー、でも他の人はそうでない以上、さまざまに指摘されてきた誘因は、あくまでも"誘因"であって、"主因"ではないのです。

いかに、誘因を排除しても思わしい改善はみられないのです。

「主因がわからず排除できない以上、対症療法（ステロイドなどの薬）で少しでも患者さんの苦痛を和らげるしかない」そんな良識があればこそ、アトピー性皮膚炎の主因を解明する努力がなされてきました。現在では遺伝子レベルまで調べ上げられるまでに研究されている状態ですが、誘発因子の解明も「木を見て森を見ず」です。遺伝子がどうのなんていわれたらさらにこの先まっ暗です。

前記した通り、私は筋肉の異常がアトピー性皮膚炎の主因だとみています。筋肉の異常（硬化）、これにともなう皮膚組織・筋膜・内臓（内臓筋）の硬化が解消されるのならアトピー性皮膚炎、もっといえばほとんどの病は改善・治癒に向かうと考えます。どうです？　何だか光が見えてきませんか？

アトピー性皮膚炎はそれほど厄介なものではないのです。塗り薬などを使用してしまったがために厄介なもの、一生付き合わなければならない疾患へと変化してしまったのです。

もうあきらめなくて大丈夫。長期間にわたり薬を使用してこられた方も安心して下さい。

必ず、薬とさよならできますよ。

これからご紹介する第2章は、筋・筋膜伸長療法をメインに治療を行いアトピー性皮膚炎が改善・治癒された方々の実話です。

つづく第3章では、実際前述した通り私自身もアトピー性皮膚炎で悩み、リバウンドを経験し、自分自身に対して実際に施した自宅で行える治療方法を紹介しています。

第4章はなかむら鍼灸接骨院の治療法を副院長の笹原茂儀に執筆をお願いし、筋・筋膜伸長療法をアトピー治療にはじめて用いたなかむら鍼灸接骨院 総院長 中村昭治のまとめとなります。

第 2 章

患者さんの声

症状を劇的に改善する鍼灸治療

この章では、薬物を使った治療で悪化した症状が、実際に良くなった例のいくつかを紹介します。

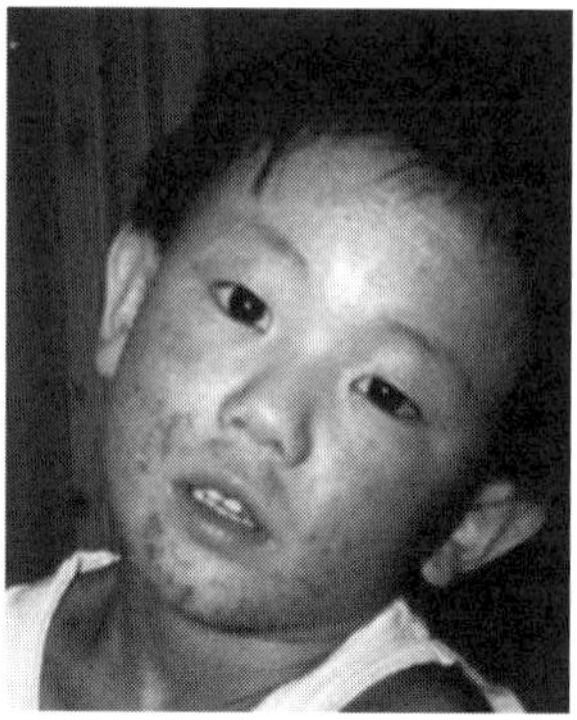

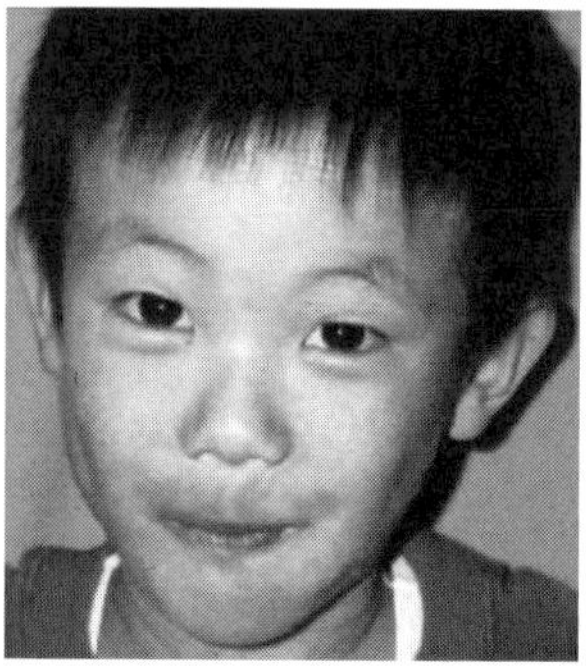

●木瀬隼人さん

中村先生と出会って、早一年になります。最近では、「薬も使わないのに、こんなにキレイになるなんてスゴイね。」とよくいわれます。でも、私は薬を使っていたからこそ、息子のアトピーは、あんなにひどくなったのだと思っています。子どもがひっかいているのを見るのは辛いものです。でも、薬に頼るのはやめて下さい。子どもを苦しめるだけなのだから。（患者さん（母）より）

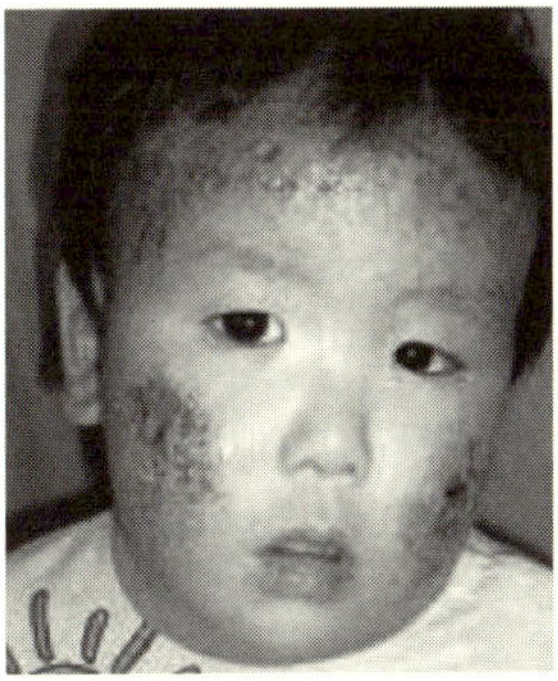

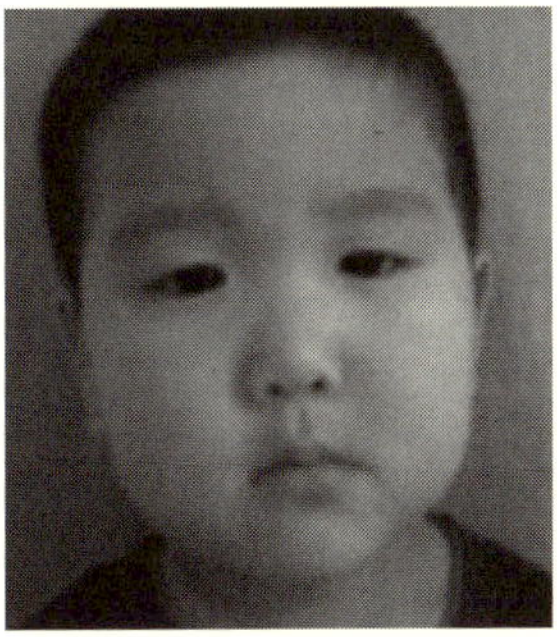

●新和田晴輝さん

生後五ヵ月に、乳児湿疹がなかなか治らず、皮膚科に行ったら、アトピーといわれました。その病院は少量のステロイドしか使わず、病院で薬を調合してくれる病院でした。一年半くらい通っていましたが、少し良くなったり悪くなったりで、なかなか治りませんでした。そんなとき、広告で薬を使わずにアトピーが治るというのを見て、半信半疑まずは講演会に行ってみることにしました。講演を聞いてみて本当に治るのならと思い、通いはじめることにしました。薬を使わず、伸長療法・鍼だ

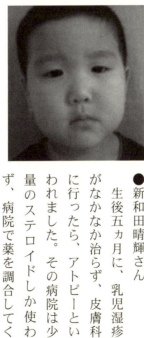

けで治るのならと治療を受けました。また、家では電気灸をやっていました。通いはじめてしばらくするとリバウンドがあると聞いていた通り、今まで塗っていた薬が顔や体中から膿が水のように出てきました。前の病院では最小限のステロイドしか使っていませんと聞いていたのにステロイドがこんなにひどいとは、と思いました。痒みもあり子どもも苦しそうで、あまり笑わなく無表情になっていました。

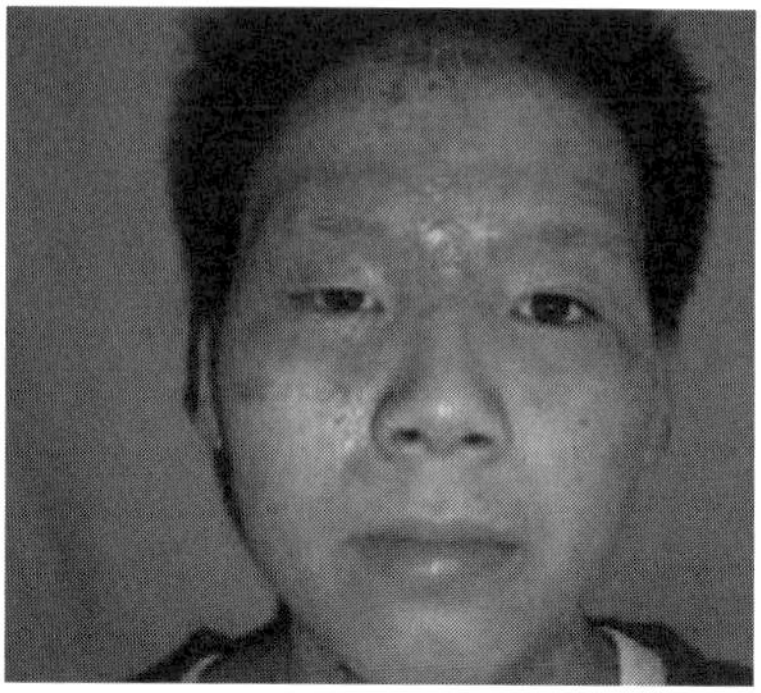

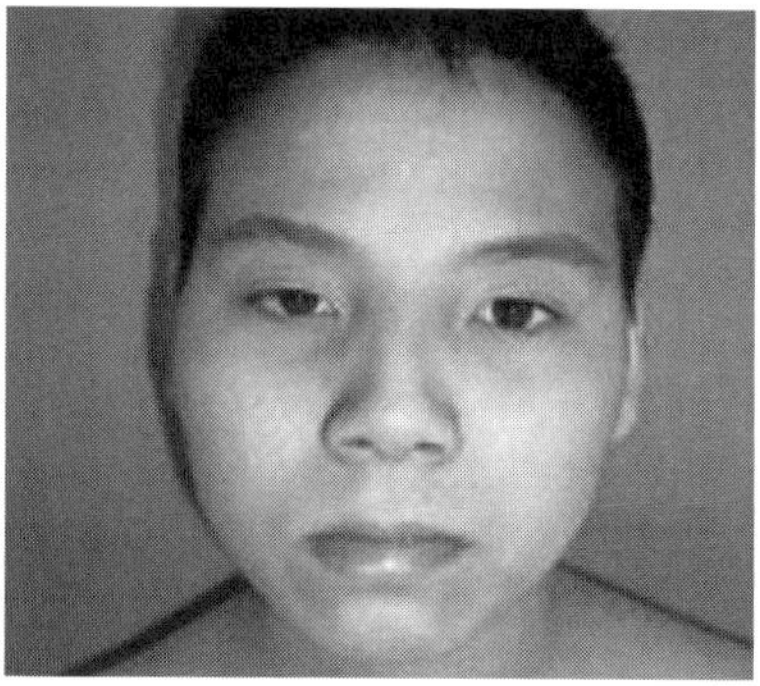

●高田泉希さん

自分は七月六日に富士のロゼシアターでなかむら鍼灸接骨院の講演を聞きに行きました。その後も七月一二日から接骨院に通いはじめました。最初のうちはすごい痒みが襲ってきて毎日のように布団の上に皮が落ちていることがありました。高校二年生になってからはほとんど痒みが少なくなりました。それからは週一回ずつ接骨院に通うようになりました。今ではぐっすり寝れるようになりました。なかむら鍼灸接骨院の治療方法は伸長療法ともぐさ（艾）を使ったお灸です。まず、伸長療法で身体をマッサージし、お灸で血行を良くしていくことです。お灸の効果は、熱を与えて身体の血行を良くする働きがあります。血液の流れが良くなればアトピーの他に冷え性などにも効果があると思います（二〇歳　男性）。

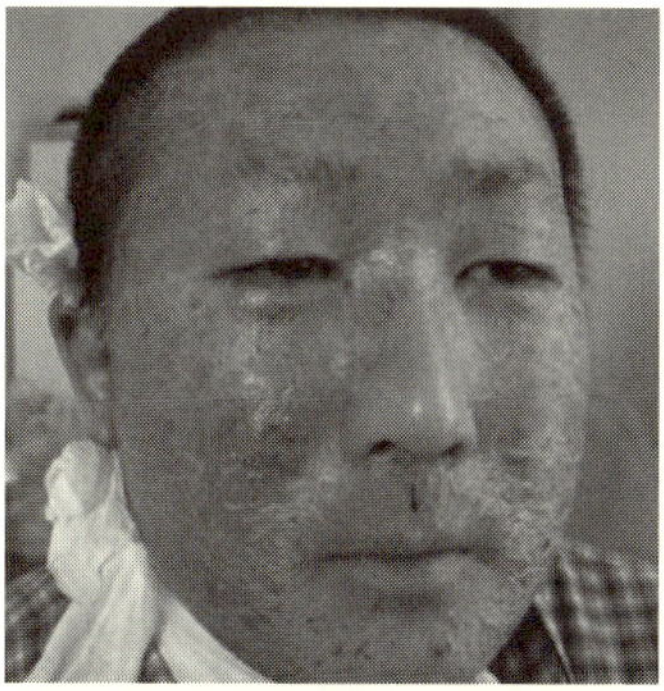

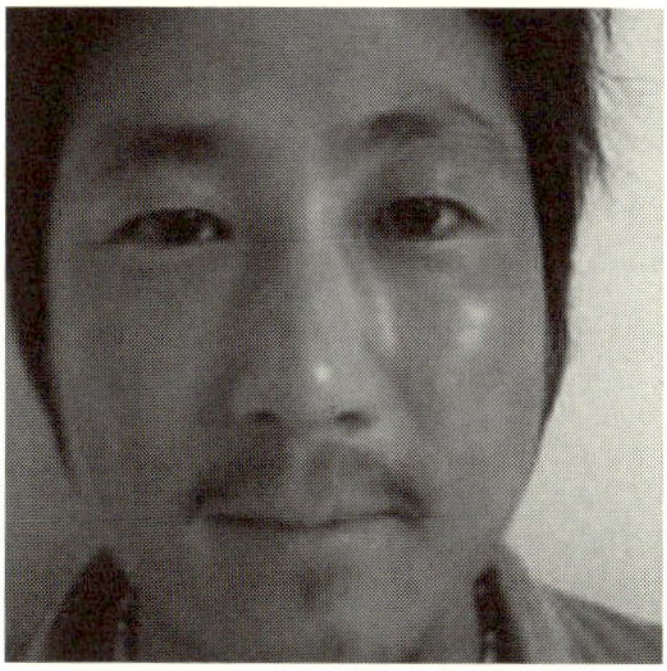

●佐々木浩介さん

もちろん痒みはだいぶ良くなりましたが、汗をかいても痒くない。太陽、紫外線を浴びると、まっ赤になった顔も、赤くならなくなりました。海にも行けるようになり、六月には女房とハワイで心からエンジョイできました（三二歳　男性）。

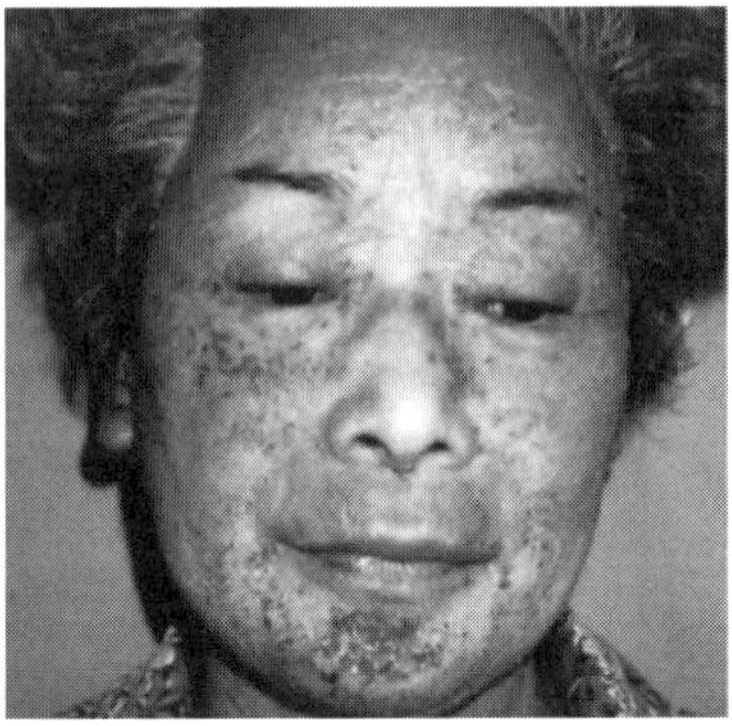

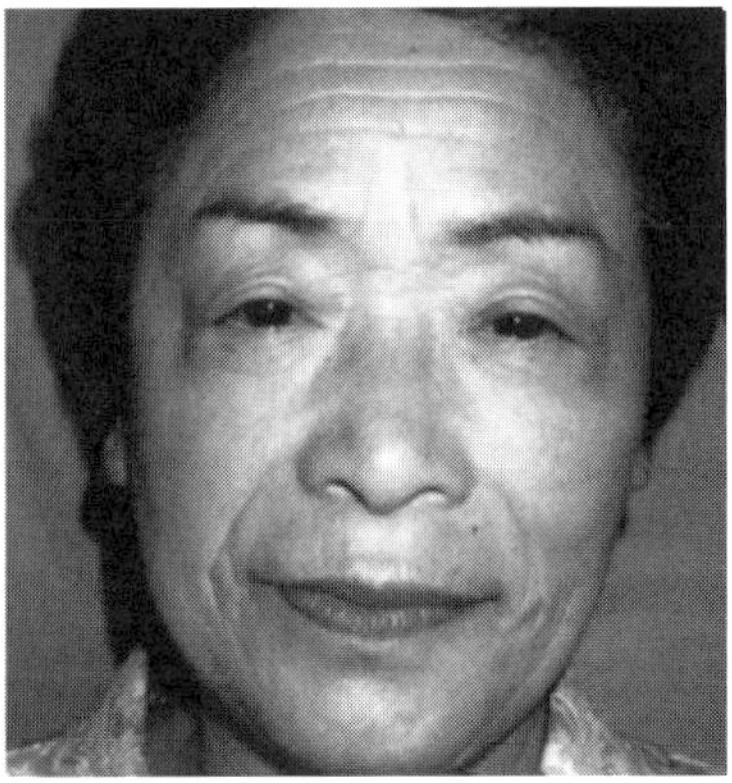

●川藤時恵さん

治療に通いながら、一年前から計画していた九州旅行は行けないかと想っていたのですが、春になって気分も良くなり、姉妹・お友達で六泊七日の旅行に行くことができました。おかげさまで髪の毛も元に戻りすっかり治りました。先生をはじめスタッフの皆様全員が患者の心をよくとらえ接して下さいました。本当にありがとうございました（六八歳　女性）。

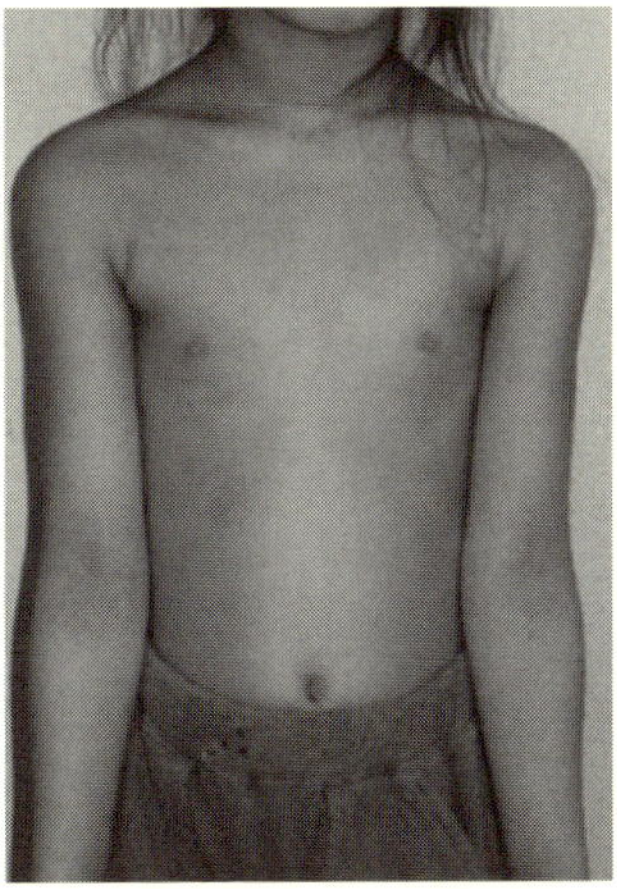
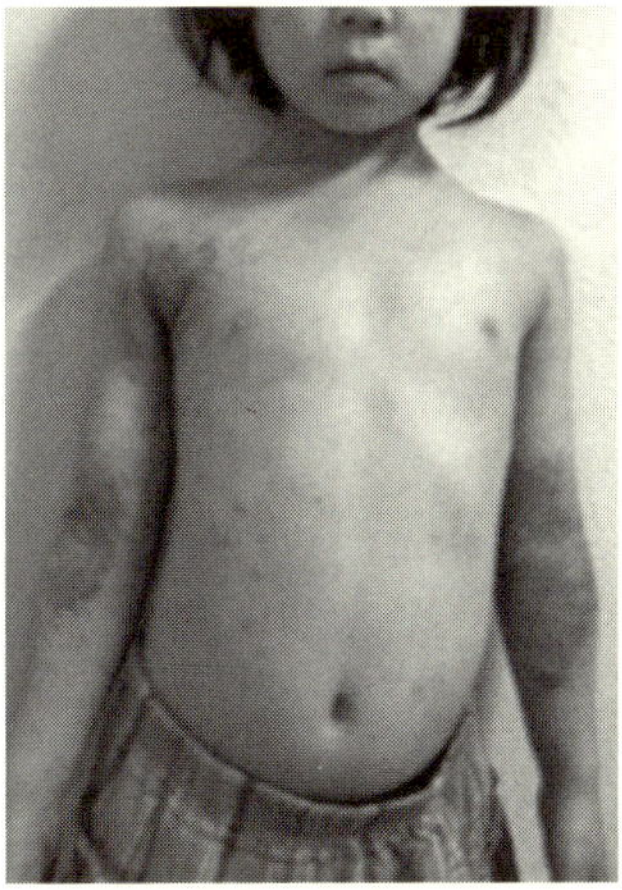

●松下ひなのさん

娘は、アトピーと診断を受けてから比較的短期間で先生の本に出会いました。

腕や、膝の湿疹はそれほどひどいものではありませんでしたが首にできた湿疹がひどく、ジュクジュクして、なんとかしてあげたいという思いで本を取り寄せました。

治療方針には惹かれたものの、治療するにはとにかくお金と時間がかかることが書かれていたので初めはとても悩みました。また、隣市ではあったものの通院には片道一時間、治療の時間も含めれば往復三時間はかかるため、仕事をしている私が連れて行くことができるのか……そんなとき、先生の本に共感を覚えた私の両親が「小学校に入るまでに治してあげよう」と共働きの私達夫婦にかわり、孫のために週三、四回通院することを快諾してくれました。そのお陰で、首のジュクジュクは一ヵ月もするとすっかりかさぶたになり、はがれ落ちた後はツルツルになりました。

しかし、もともと肌が弱かったため、赤ちゃんの頃に知らず知らずに使っていたステロイド剤が身体に蓄積されていたのでしょう。四ヵ月もすると腕が赤黒くパンパンに腫れ上がってしまいました。リバウンドの説明はあったものの、薬を使用していた期間も短く、量も多くはなかたので、まさかあれほどまでにリバウンドがくるとは予想もしていませんでした。

今までまったく出たことのなかった、腿や脇の下、手首、指先にまで症状は広がってしまい、昼間はもちろん寝入ってからの痒みは特に強烈だったようで、夜中に何度も起こされました。痒みのせいなのか、悪夢を見るらしく毎晩決まった時間に悲鳴を上げて飛び起きました。血だらけになった腕や指を拭いてやり、怖くて眠れないという娘を抱きかかえて寝る日もありました。

「こんな身体いらない、手なんか切っちゃえばいい。」と娘に言われるたびに、身長療法を選ばなければこんな辛い思いをしないですんだのかも？　ステロイドを塗れば腫れが落ち着くかも？　と何度もくじけそうになりましたが、何よりも本人がいちばん辛く、頑張っているのに周りがくじけるわけにはいかない、絶対に治してやると踏みとどまりました。

　リバウンド時期を乗り越えると、みるみるきれいになっていきました。ひどくなっては、きれいになっての一進一退の繰り返しでしたが、通院の回数も減り、だいぶ楽になりました。まだ、肘の内側、膝の裏側には湿疹があります。季節の変わり目や夏になると一時的にひどくもなりますが、すぐに落ち着くようになりました。夜も一度も起きることなく朝までぐっすり寝むれるようになりました。

　治療を始めて三年間、娘の爪を切ったことがありませんでした。「かゆくてイライラする」と言って爪を噛んでいたため、一〇本の爪すべてが長く伸びることはありませんでした。小学校に入る少し前から爪が伸びていることに気づきました。痒みへ対するイライラが減少しているんだなぁと実感しています。今は爪を確認するのがとても楽しみです。小学校入学には間に合いませんでしたが、あともう少し、皆で頑張ります。

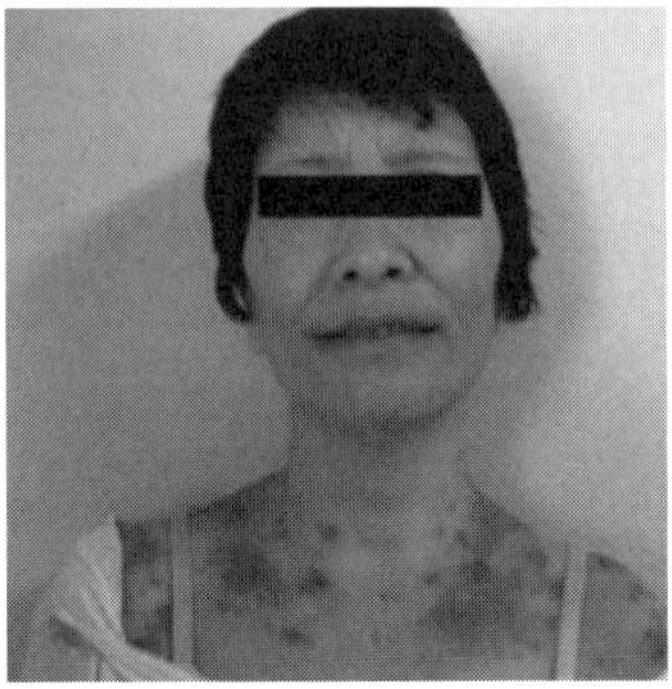

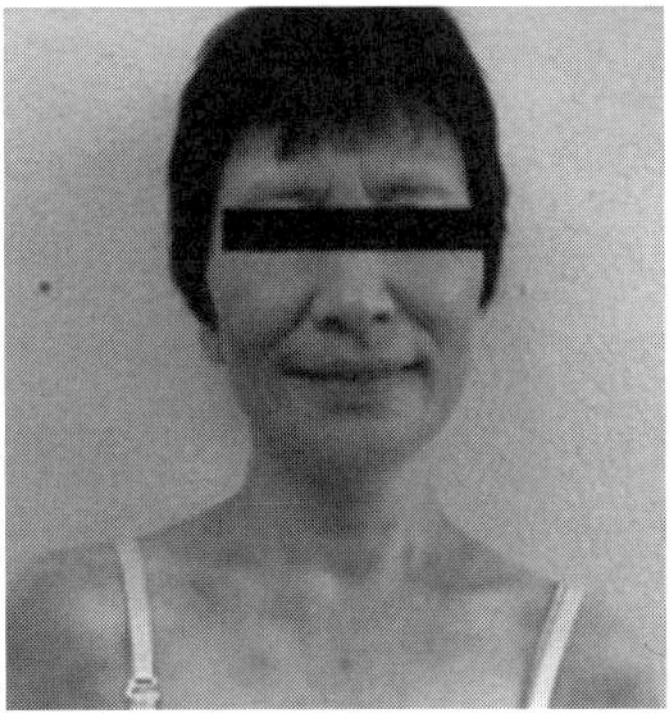

●梅田藤子さん

私が皮膚科に通いはじたのは、一〇年ほど前です。手のひらが痒く、表面は水泡を持ち、冬の間は乾燥してひび割れを起こし、辛い日を送りました。主婦湿疹といわれ、塗り薬をもらい、二、三日たつと、きれいに治ってきます。

原因もよくわからずに、病院を変えても、どこも同じようでした。そんなことを繰り返しながら、平成二〇年の年明けには、顔以外の場所に痒みと、痛みがおそいました。足もむくみ、情けなく、焦りも募ります。もう皮膚科には、行きたくないと考えていたとき、「アトピー治療革命」という本をみつけました。じっくりと読んでいくうちに、絶対に治したいという気持ちと行動に移さなければと、なかむら鍼灸接骨院を訪ねました。

先生からは、ステロイドの副作用であること、必ず治るから、我慢をすることはないともいわれました。伸長療法を初めて受けた後、あまりの気持ちよさに、今まで悩んでいたことが嘘のように感じられました。治療を重ねるたびに、痒みも少なくなり、少しづつ治ってきているのがわかります。背中から治ってきてますよということも聞き、迷いもなくなりました。スタッフの方も皆、優しくて「きれいに治ってきましたね」といわれるたびに、うれしくなります。

三月のある日、院長先生の奥様から、カランコエの花を一輪いただきました。やさしい心遣いに、感謝しながら気持ちも和みました。まだ時間はかかると思いますが、あせらずに完治する日を楽しみに、治療を続けて行きたいと思っています。

●榊原美佐江さん

あれから一五年。

リバウンドのときのような赤く腫れたりなどのひどい状態は、今ではまったくありません。痒くて眠れなくなるということもほとんどありません。

今は、季節の変わり目やストレス・疲れが溜まってしまうと、少し痒みや発疹が出たりカサカサしたりはしますが、自分でお灸をしたり、自分ではできない首などに出て、時々ひどくなりそうなときには、先生のところにお世話になっています。しばらく治療をしていただくと、痒みや発疹も取れてきてカサカサも徐々になくなってきます。

結果をすぐに求めず、長い目でみたほうが良いということを学んだので、焦りはありません。時間がかかることは心得ていますが、以前と比べて回復も早くなったように感じます。

ストレスゼロの生活を送るのは、なかなか難しいことなので、上手に付き合いながら、かつ発疹が出ないように気を付けて、でも神経質になり過ぎないようにしています。多少出ても、必ず治ると信じているので怖くありません。

今は、自分がアトピーだったことを忘れてしまうくらいです。

●K・Rさん

アトピーの症状が悪化し、今まで使っていたステロイド剤（軽度）では効き目がなくなってしまったため、職場の上司に紹介していただいた、なかむら鍼灸接骨院に通ってみることにしました。

私がいつもしていただく施術は左記の四つです。

・伸長療法↓足の先から頭まで全身をもみほぐす
・お灸↓患部（手指と顔）に直接もぐさを乗せる
・ロール鍼↓患部にコロコロさせる
・光線治療↓太陽光戦に似た光線を患部に一〇分程度あてる

毎週末通うようになってから五ヵ月がたちましたが、今では症状もかなりおさまり日常生活もまだ多少不自由はあるものの悪化する以前の生活に近づいています。けれどそれまでの五ヵ月間は私にとって本当に辛い日々でした。

最初の二、三週間こそ痒みも炎症も我慢できるレベルで、これならやっていけるなと思ったのも束の間、一ヵ月を過ぎる頃になると患部は広がっていき、痒みも炎症も激しくなっていきました。脱ステロイドについてはネットでの記述や人の話を聞いたりなどして多少覚悟はしていたものの、実際自分が体験すると症状もかなりきつかったです。特に生理前の数日間はPMSの症状の悪化と気分の落ち込みがひどく、涙が出てくることもありましたが、涙が頬にしみて、今の私は満足に泣くこともできないんだなとますます悲しくなったのを覚えています。二ヵ月を過ぎてもいっこうに治る気配はなく、本当に治るのか不安の毎日でした。ステロイド剤を使えば今より楽になるのに……という考えも頭をよぎりましたが、いまさらステロイド剤をまた使用しても治ることはないし、それにここまで頑張ってきたのにその努力をなかったことにもしたくないと、どうしたらいいのかわからなくなりました。三ヵ月を過ぎるとようやく症状の悪化がとまってきました。顔については少し症状が落ち着く日もあり、手指は滲出液が固まりだした箇所もありました。けれどこのまま治っていくかもしれないと期待するたびに症状が悪化し、滲出液が噴き出してまたふりだしに戻りました。「人を精神的にまいらすには、終わりが見えない状況を作るのではなく、終わりと見せかけて終わらない状況を演出する」何かで読んだこの文章に深く実感し納得しました。その頃通院した際に辛い気持ちを話したところ、一喜一憂はしないで下さいといわれ、それからは皮膚のためにやることはちゃんとやって、でも症状についてはあまり気にしないように努めることで少し気持ちが楽になりました。ちょうどその頃、炎症の範囲が少しずつ狭まり、症状も軽くなってきました。人間の細胞や血液は三〜四ヵ月で入れ替わると聞いたことがありますが、そのタイミングだったのかもしれません。そして四ヵ月を過ぎた頃には悪化以来まったくしていなかったお化粧もたまにすることができ、五ヵ月経った今では症状の波も大きいものから小さいものへと変わりつつあります。自分の中でもう大丈夫と思えるまでにはまだ少しかかると思いますが、日々の生活に気をつけて治療に通い頑張りたいと思っています。

最後に院長先生をはじめスタッフの方々には本当に感謝しています。いつも親身になって接して下さったことが本当に嬉しかったです。ありがとうございました。これからもよろしくお願いしますね。

●大山圭吾さん

痒みで寝れない、毎日毎日辛い、ステロイドを塗っても痒い、仕事をしていても暑くても半袖半ズボンは着ません。二〇歳までワセリン・ステロイドを使用していました。いつか治ると思っていましたが、いっこうに治らないという不安がいつも付きまとう、辛い。

なかむら鍼灸接骨院で半年間治療した後、気持ちよく眠れるようになり、眠れることがうれしい。

痒みもない、仕事に復帰できる、今までの苦しみがとれ楽な感じ。アトピーは必ず治ります。あきらめないで下さい。

中村先生ありがとうございました。（二一歳）

●佐藤美智子さん

私と中村先生との出会いは今から三年前、私の娘がまだ生後一〇ヵ月の頃、無料ベビーマッサージ開催の記事をたまたま新聞で見かけたことで始まりました。

以前からママ友同士の情報ネットワークで「薬を使わなくてもアトピー性皮膚炎、喘息が治る」という噂は何となく知っていたのですが、本当にそんなことができるのか参加する直前まで半信半疑というのが正直な気持ちでした。実際にマッサージを受けた後、病院嫌いの子ども達からの「気持ち良かった。また行きたい！」という言葉に「本当は健康保険が使えないからちょっと大変だよな〜」と思いながらも、二人の子どもを通院させることにしました。

でもその時点では、まさか私自身もお世話になるとは思いもよりませんでしたが、子ども達が通院を始めて半年後の三月、それまでの育児ストレスに観測史上最悪といわれた花粉飛散による重度の花粉症が重なり、心身ともに疲労が蓄積して急性蓄膿症という病気になってしまったのです。蓄膿症とは頬などに膿がたまる病気で頬や歯茎、首にまで痛みが走り耳鼻咽喉科に行けば投薬と鼻の骨に穴を開け生理食塩水で洗浄する治療が一般的ですが、原因治療ではないため、再発した場合、何度もその辛い治療を続けなければなりません。私の場合、激痛で夜も眠れないほどでしたが、娘に母乳を与えていたため、薬を服用できず辛い毎日を送っていました。困った挙句、中村先生に相談して伸長療法と鍼灸治療を勧められ、四回の治療を受けただけで蓄膿の症状が消え、それ以来再発もしておりません。この体験談をつい先日、蓄膿で耳鼻咽喉科で処方された薬を三週間飲み続けても治らなかった友人に伝え、治療をすすめたところ、なんと一回で効果が現れ完治してしまったそうです。私の子ども達も入学以来一日も休まず元気に学校に通っており、本当に中村先生と伸長療法のお陰だと感謝しています。

●石垣美沙子さん

一月からの約四ヵ月間通わせていただきました（途中、娘の入院などで一ヵ月くらいお休みしました）。

治療を始めて　今日までいちばん辛かったのは、二回目に来院したすぐ後でした。三日間、寝たきりになり、皮膚がボロボロ剝けて、入浴したときには、ヒリヒリして体が脈を打ち、あまりの痛さに泣けてきました。

今までは、プロペトを塗っていましたが、ステロイド剤をやめる決意をしたときよりも何もしないという簡単な行為にすごく勇気がいりました。

今では、痒いのは、入浴中とその後数時間だけで、食事の支度や洗濯をすることも普通に手を止めることがなく、できて夢のようです。

体調が良くなってきたことで、今まで〝仕方ない〟と諦めていたことを前向きな気持ちで考えられるようになってきました。あとは、肌の色が元に戻ればいいと思っています。生活が落ち着いたらまた通院しますので、よろしくお願いします。皆さんには本当に親切にしていただきました。ありがとうございました。

●患者さん（母）より

アトピーについては、わからないことがたくさんあり、薬に頼るしかないと思っているかも知れませんが、その他に改善方法や対処法があることを知って欲しい。

また、精神的な支えや励ましが得られる場所があることも！

●患者さん

私は生まれつき喘息持ちでアレルギーは半端じゃありませんでした。だからアトピーも症状が凄くて大変でした。でも、中村先生の治療を信じ、粘り強く、通院すれば必ず光が見えてきます。今まで使ってきたステロイドを身体から廃除すれば徐々に皮膚は改善していくと思います。

脱ステロイド‼　目先にとらわれず、自分の治癒力を信じて、免疫力を高めて下さい‼（四五歳　男性）

●患者さん

薬を完全にやめてから五日目ぐらいから全身汗だらけになり、身体を動かすことがとても辛くなってきました。そういった状態が二週間ほど続きました。

そこからは、日がたつにつれ見た目もきれいになり、気持ちも明るくなってきました（二五歳　男性）。

●大林康子さん

私とアトピーとの付き合いは、一四年になります。これまで多くの皮膚科に行きましたが、医師の指示に従って治療してもまったく良くなりませんでした。

毎日毎日塗り薬を付ける日々。効いているのかまったくわからず飲み薬を飲む日々。いつかは薬をやめたいと思っていたものの、私は一生皮膚科に通わなければならないのか……と半分諦めていました。

そんなあるとき、母の友人の娘さんがアトピーの治療のため、なかむらさんに行ったら肌がすごくきれいになったという話を聞きました。接骨院と皮膚科がつながらず半信半疑でしたが、とりあえず話だけ聞いてみようと思いました。初めて行く場所で緊張していましたが、中に入ったときに働いている方の温かい挨拶に救われました。

先生は、治療のことを丁寧に説明して下さいました。私の場合、炎症が全身だったこともあり、毎日なかむら鍼灸接骨院に通うようにいわれました。薬をやめることに正直抵抗はありました。でも、私は本当に薬をやめたかったのです。しかし、やめることによって避けて通れないものがリバウンドでした。

家族とも何度も話し合いました。そして初めてなかむら鍼灸接骨院に行った日から一ヵ月後に、治療を始める決意をしました。

最初の一ヵ月半は、本当につらく苦しかったです。ここで文字として表せないほど……毎日毎日とにかく不安でした。ほんの少し前まで自分でできたことができず、私の場合ヘルペスが発症したことから、体の右側が痛くてたまりませんでした。その頃は、自力で起き上がることもできず、なかむら鍼灸接骨院に行くのもしんどく、家ではほとんど横になっていました。でも、私がつらくて泣いてしまったとき、両親やなかむら鍼灸接骨院のスタッフの方は、励ましてくれました。本当に多くの方が、優しくしてくれました。今思うと私一人では、あのリバウンドを乗り越えることはできなかったと思います。まだまだ治療中ですが、以前に比べて肌が丈夫になったような気がします。夜もよく眠れます。家事も少しできるようになりました。何てことのない普通のことですが、私にとって、当たり前の生活が当たり前にできる。それが本当に嬉しいのです。

今は、皮膚科がたくさんあるため、アトピーの方は、そこで出された薬を使っていると思います。私も以前そうでした。でも今の私は、断言します。それらの薬は、アトピーの炎症を一時的に抑えているだけで、根本的に治していません。本当にステロイドとは、恐ろしいものなのです。

今回の治療の中のリバウンドで身をもって経験した私は、ステロイドをもう使う気がしません。皮膚科に行かなくても、薬を使わなくても、アトピーは必ず治ります。必ず、きれいな肌になります。

この場をお借りして、私の生命を救って下さいました、なかむら接骨院の院長先生、副院長先生、スタッフの方、そして私のことをいつも一番に考えて温かく見守ってくれる両親に、心より感謝いたします。今までありがとうございました。そして、これからも応援をよろしくお願いします。

第3章

家庭でできる治療法

1 筋肉ほぐし

私自身もそうでしたが、痒みが強く出るところは筋肉の緊張が強く血行が悪いところのように感じます。実際私は、首に痒みが強く、寝違えのような症状が頻繁に出ていました。そのような場所に痒みがひどく湿疹が出て、ただれていました。しっかりとほぐせたときは痒みが落ち着いていたのも事実です。不思議なものですね。筋肉伸ばしは副作用が一切ありません。是非、今日から試してみてはいかがでしょうか。

心地いい強さで十分です。強くやり過ぎないようにして下さい。

使うもの　ラップの芯もしくは棒（麺棒など）、丈夫な瓶（ジャムの瓶など）、ゴルフボール、硬式テニスボールなど。

自分自身で筋肉をほぐす場所にて使用するもの（自分自身に合うもの）をセレクトして楽しみながら行って下さい。義務的に行う必要はありません。主にほぐす場所は次の七ヵ所ですが、すべてを一気にほぐす必要はありません。

気になった場所をその時々に合わせて行っていただいて大丈夫。ゴロゴロしながら、座ってテレビを見ながらなど、どんなときでも構いません。

ほぐす場所　①足の裏
②ふくらはぎ
③太もも（前、後、外側）
④腰、背中
⑤腕首、肩頭

ほぼ全身ですね。そんなに難しく考える必要性はありません。

一つずつやり方をお伝えします。これが絶対ではありません。ご自身でやりやすい方法や心地よさの追求をしてみて下さい。

①足の裏

椅子に座り、足の裏に自分に合った棒、瓶、ボールなどを当てて足の裏で転がします。

ジャム瓶など瓶を使用する場合は瓶を寝かせ、底のほうの厚みのあるところに足の裏を乗せ、瓶を転がします。重心のかけ方で強弱を加減してみて下さい。

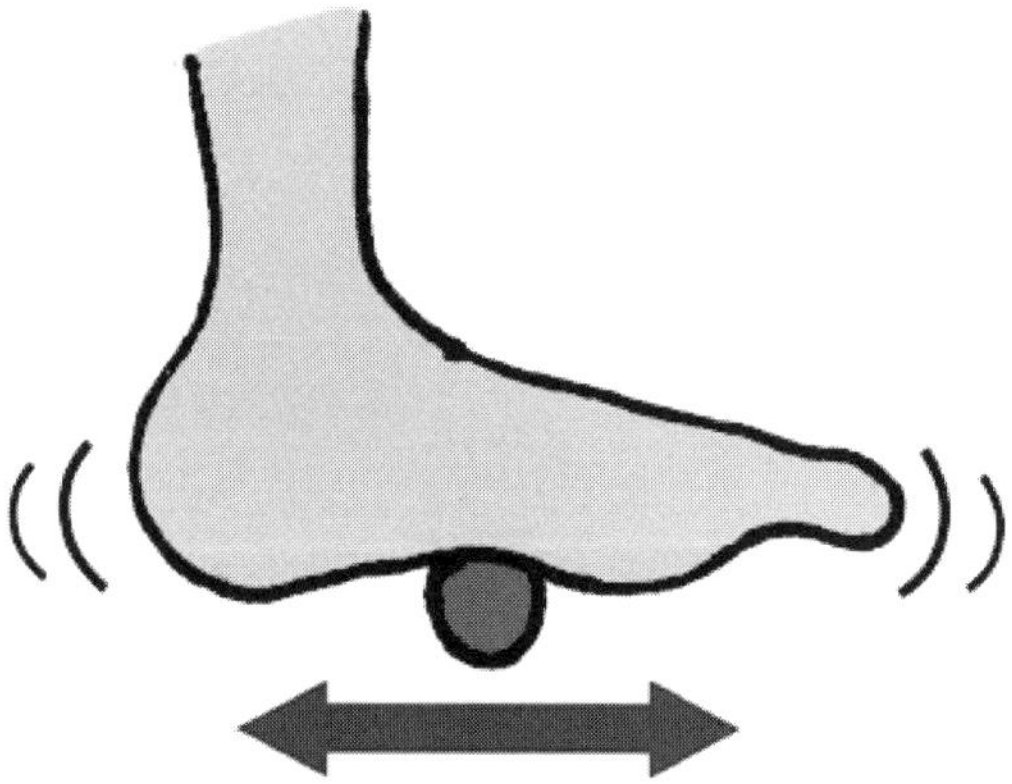

②ふくらはぎ

あお向けに寝て、片膝を立てます。もう片方のふくらはぎを立てた膝の上にのせ、上になった足を動かして、ふくらはぎのマッサージを行います。角度を変えたりしながら行って下さい。

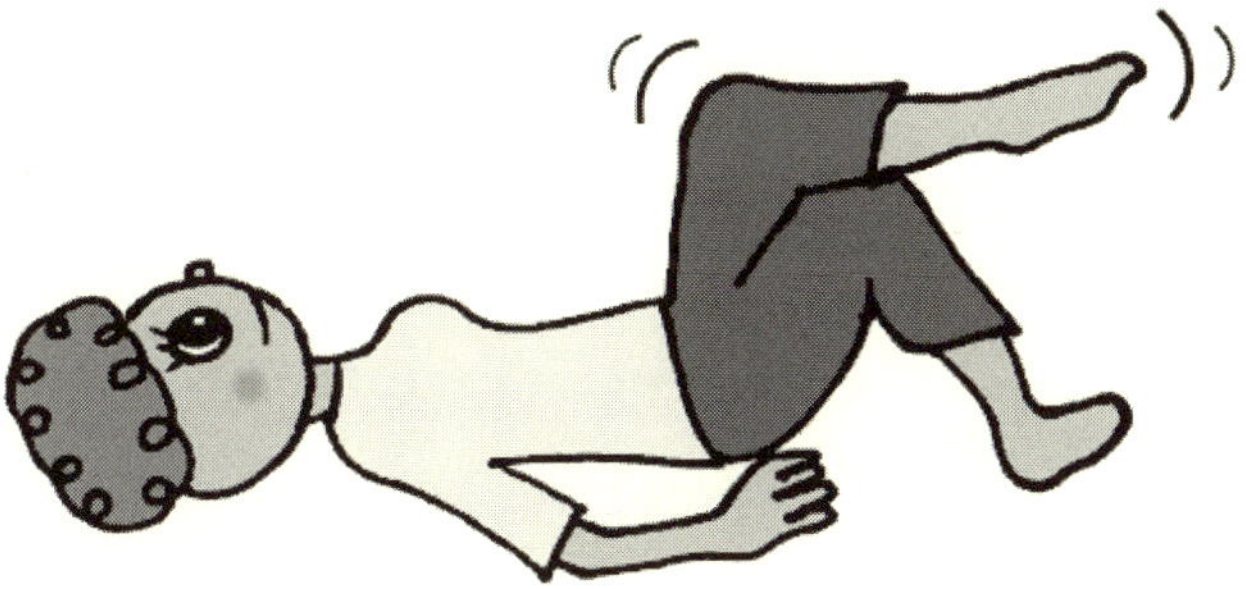

③太もも

　椅子に浅めに座り、太ももの前と後ろ外側をラップの芯、もしくは棒（麺棒など）を使ってこするようにほぐします。

　立位で行う場合はふらふらしやすいので、その際は注意して行って下さい。少し棒を引き上げるように、太ももの後に押し当てるとほぐしやすいと思います。

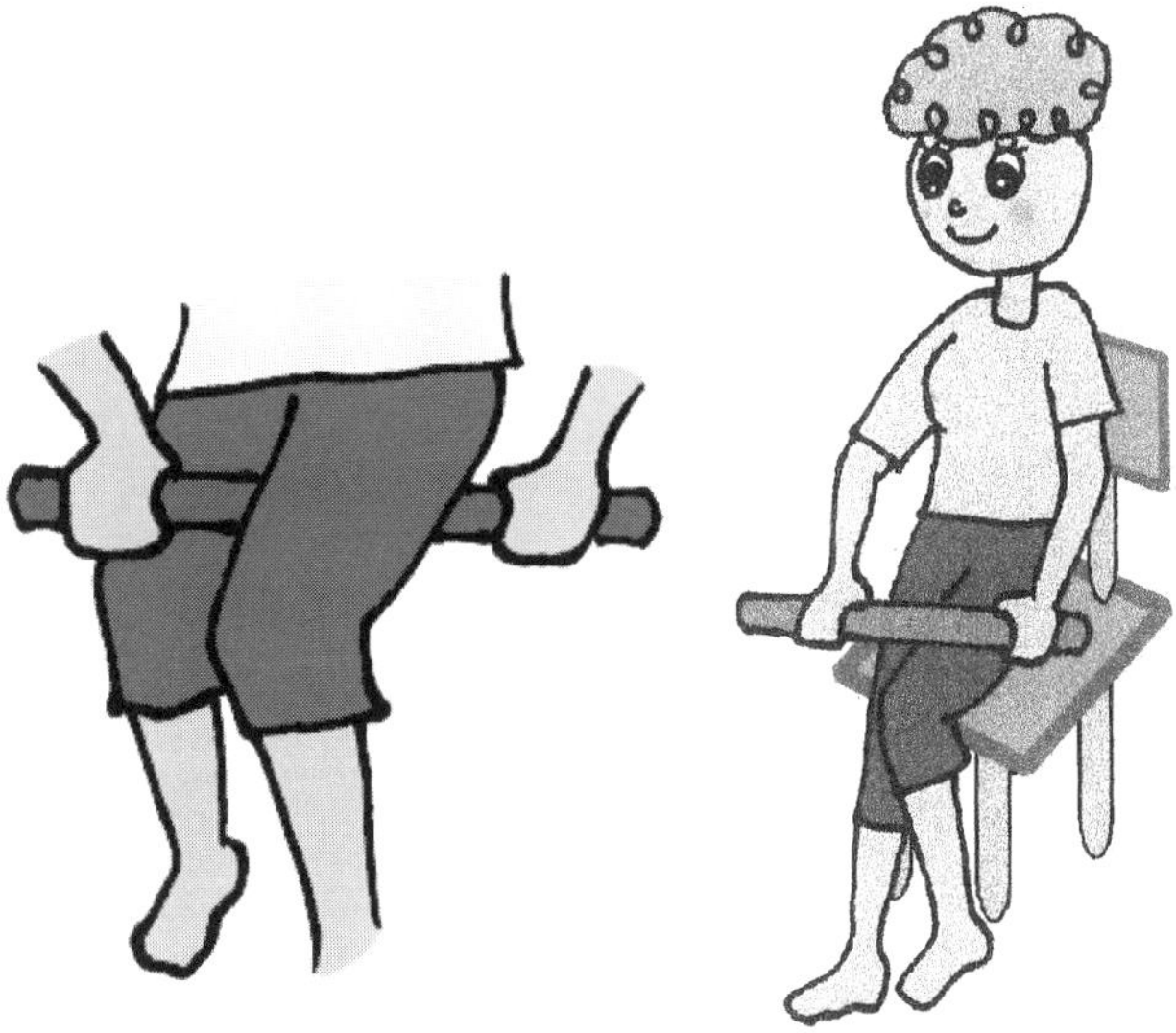

④腰、背中

腰はあお向けに寝てゴルフボール、または、硬式のテニスボール、ジャム瓶などを腰の下に置いて転がします。ジャム瓶は足の裏と同様、瓶を横に寝かし底の部分を使用します。

あお向けに寝て両足を抱え、前後、左右に揺れると腰、背中のマッサージを行うこともできます。

背中をやる際は、

自分でする腰のストレッチ

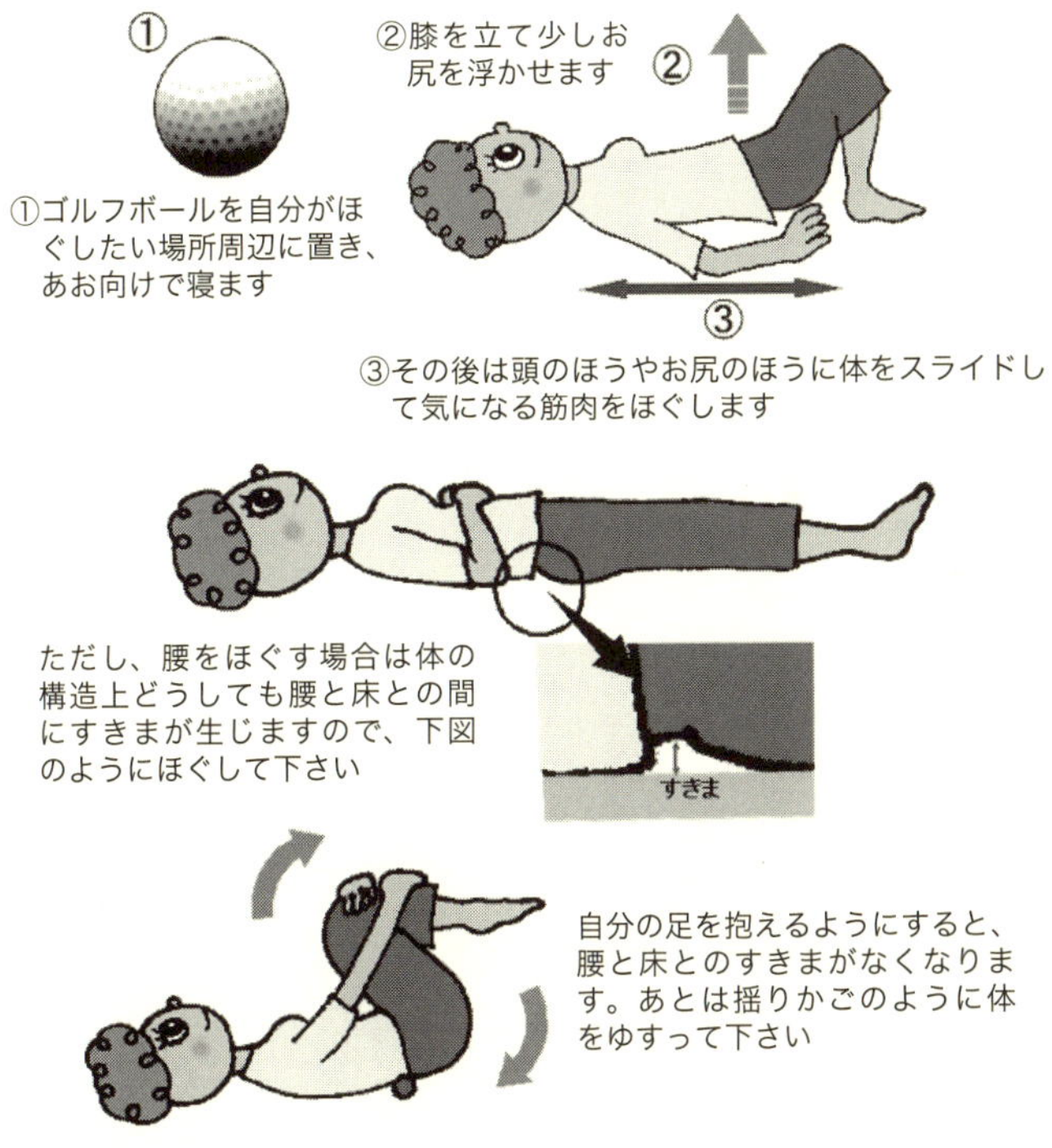
①
①ゴルフボールを自分がほぐしたい場所周辺に置き、あお向けで寝ます
②膝を立て少しお尻を浮かせます
②
③
③その後は頭のほうやお尻のほうに体をスライドして気になる筋肉をほぐします
ただし、腰をほぐす場合は体の構造上どうしても腰と床との間にすきまが生じますので、下図のようにほぐして下さい
すきま
自分の足を抱えるようにすると、腰と床とのすきまがなくなります。あとは揺りかごのように体をゆすって下さい

ボールやジャム瓶、ラップの芯や棒などでも行えます。

棒状のものを使うときは、背骨に注意して、背骨の両脇にある筋肉をほぐします。

背中に対して棒を平らに当てると、背骨に当たってしまうので、棒を少し脇腹のほうにひき、斜めに当てます。

そして上下に棒を転がすようにスライドし、ほぐします。

自分でする背中のストレッチ

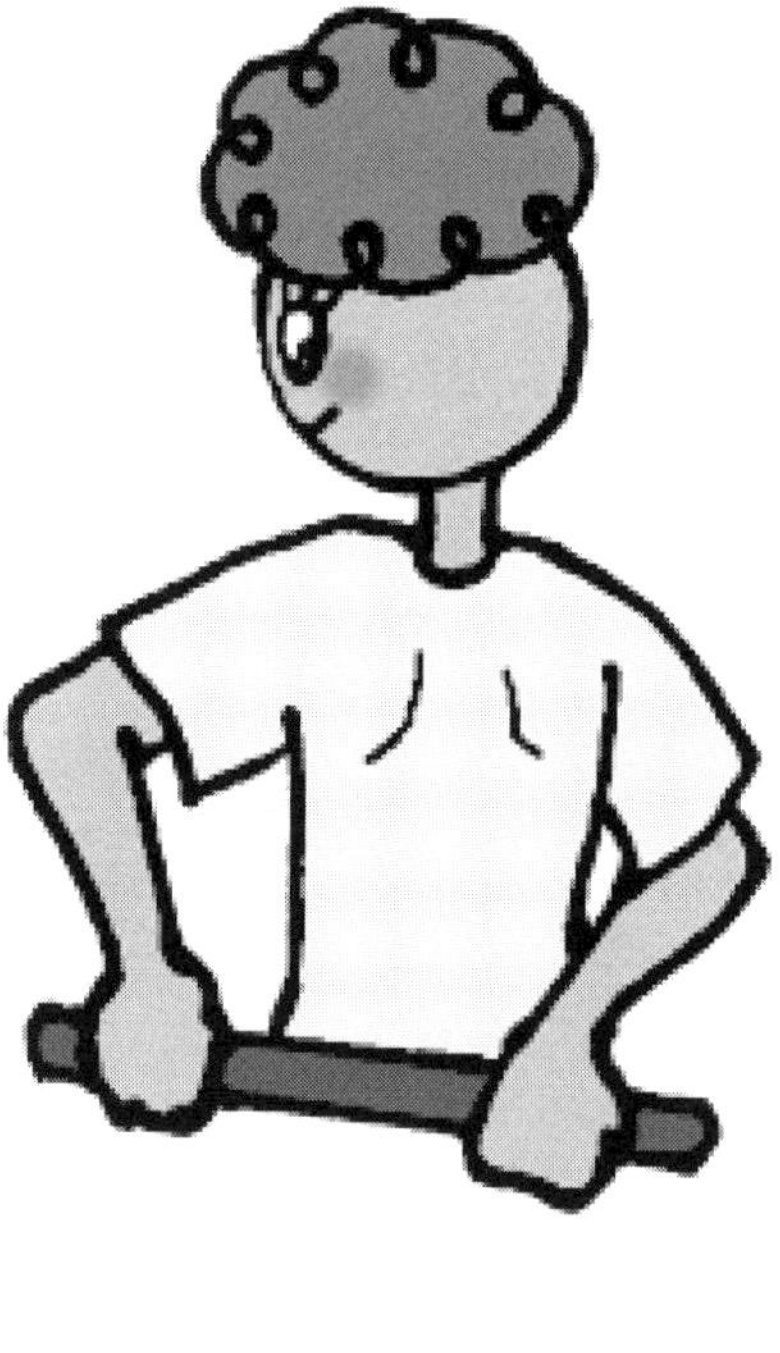

⑤腕

テーブルの上に手を置き、手のひらを天井に向け、腕の筋肉をボール、ジャム瓶、棒などを使って転がします。図のように反対側の腕を棒の代わりに使ってゴシゴシしても大丈夫です。

手のひらをひっくり返して同様に行います。

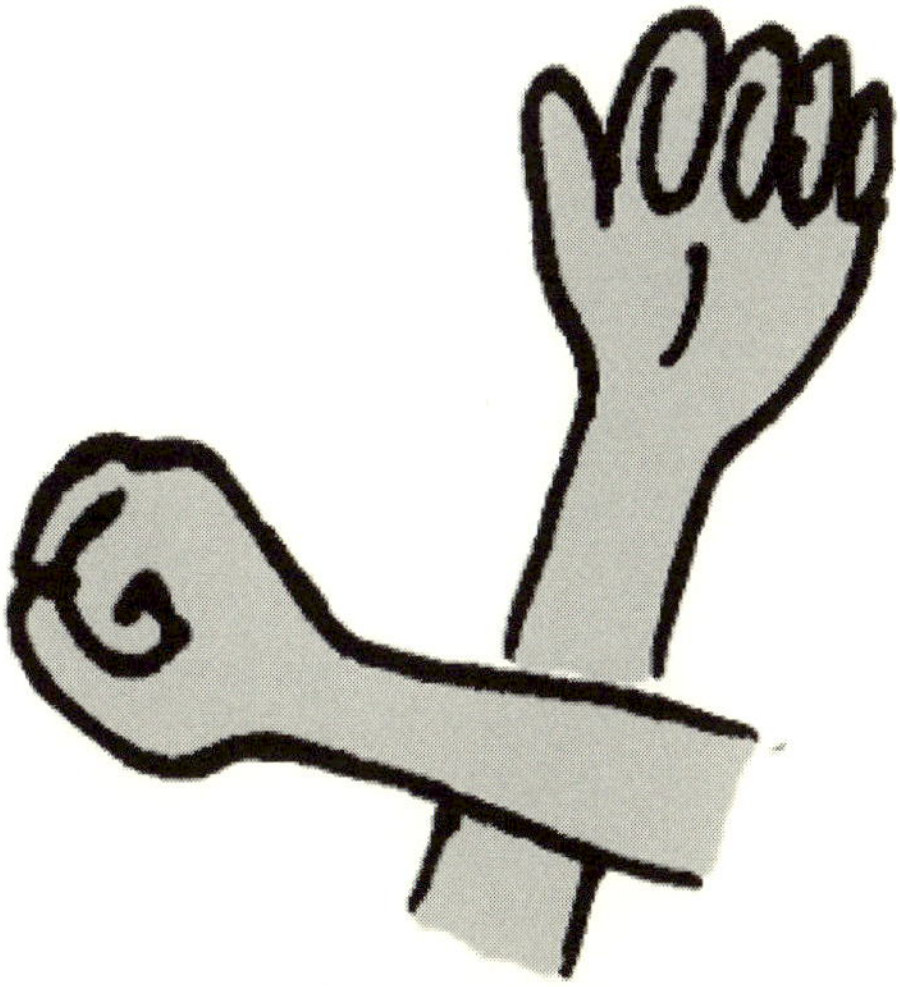

⑥首、肩

　座った状態で首の横、後ろをほぐします。

　人差し指、中指を揃えてほぐすもよし、ボール、瓶、棒を使っても構いません。耳の下のところから下へ、首の骨の両サイド、肩と行います。

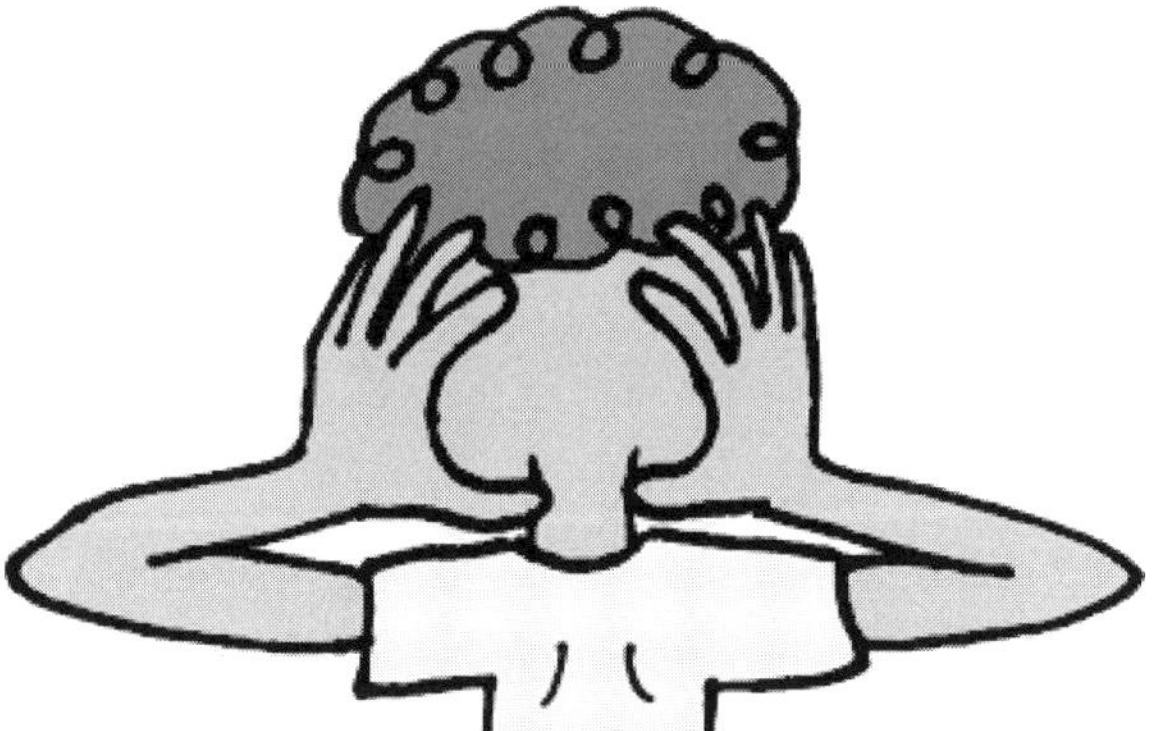

⑦頭

頭は自分の手を使って行います。頭皮のマッサージをします。

手をパーにして頭皮に当て、指先（指の腹）を使ってマッサージします。

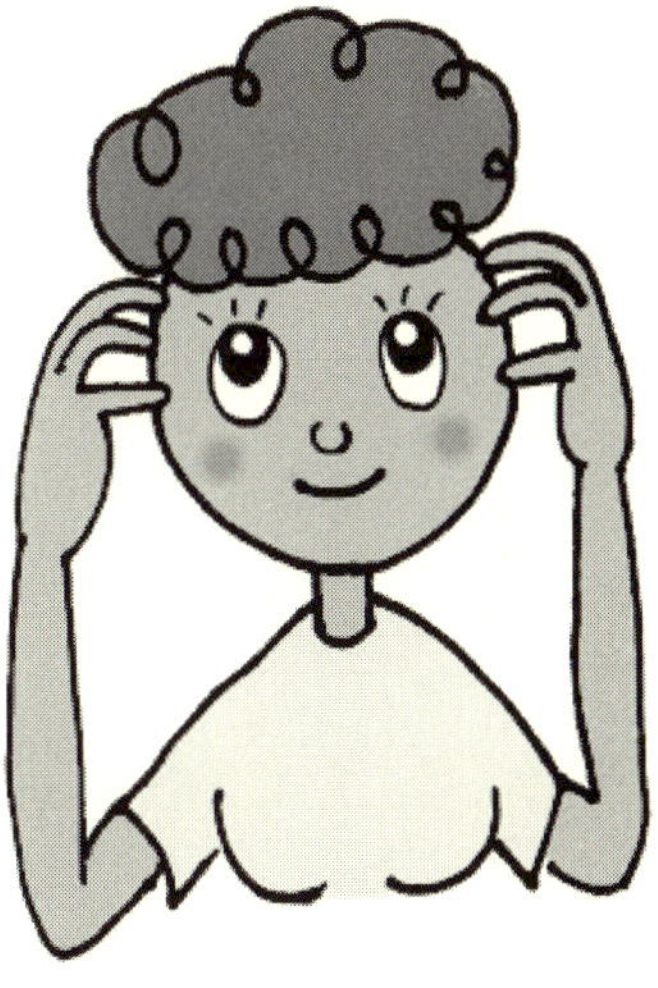

頭と首の付け根は両手で頭をつかむようにし、親指で髪の毛の生え際や骨の境目のところなど行うと力が入りやすいと思います。おでこ、目の周りなど、顔も指の腹を使って行って大丈夫です。筋肉をほぐすことは肌がジュクジュクしていても、湿疹がひどいときでも行って大丈夫です。ジュクジュクしているところにタオルやガーゼを当てて行って下さい。

ただし、食後三〇分以内や気分がのらないとき、風邪などで体調が悪いときは避けて下さい。

爪モミ

爪モミは安保・福田理論から考えられた刺激法です。

当院は自律神経と免疫の学会の正会員の治療室として、安保 徹先生の本などでも紹介されています。

アトピーも自律神経の乱れからと考えられています。よって爪モミは大事な刺激となります。

・爪モミは、爪の生え際にある井穴というツボを揉んで刺激する方法です。
・東洋医学では、生命エネルギーを「気」と表現します。
・身体には、経絡といってわかりやすくいえば路線がいくつかあります。
・気が経絡（路線）をスムーズに巡ることにより、私たちは健康が保たれるといわれています。

・アトピーもこの気の巡りが悪くなった状態と考えます。

・爪モミで刺激する井穴というツボはこの経絡の出入り口です。ここを刺激することにより気の流れを簡単にスムーズにできます。

・井穴は爪の生え際。一本の指に対して二ヵ所あります。手の指、足の指すべてです。よって手足合

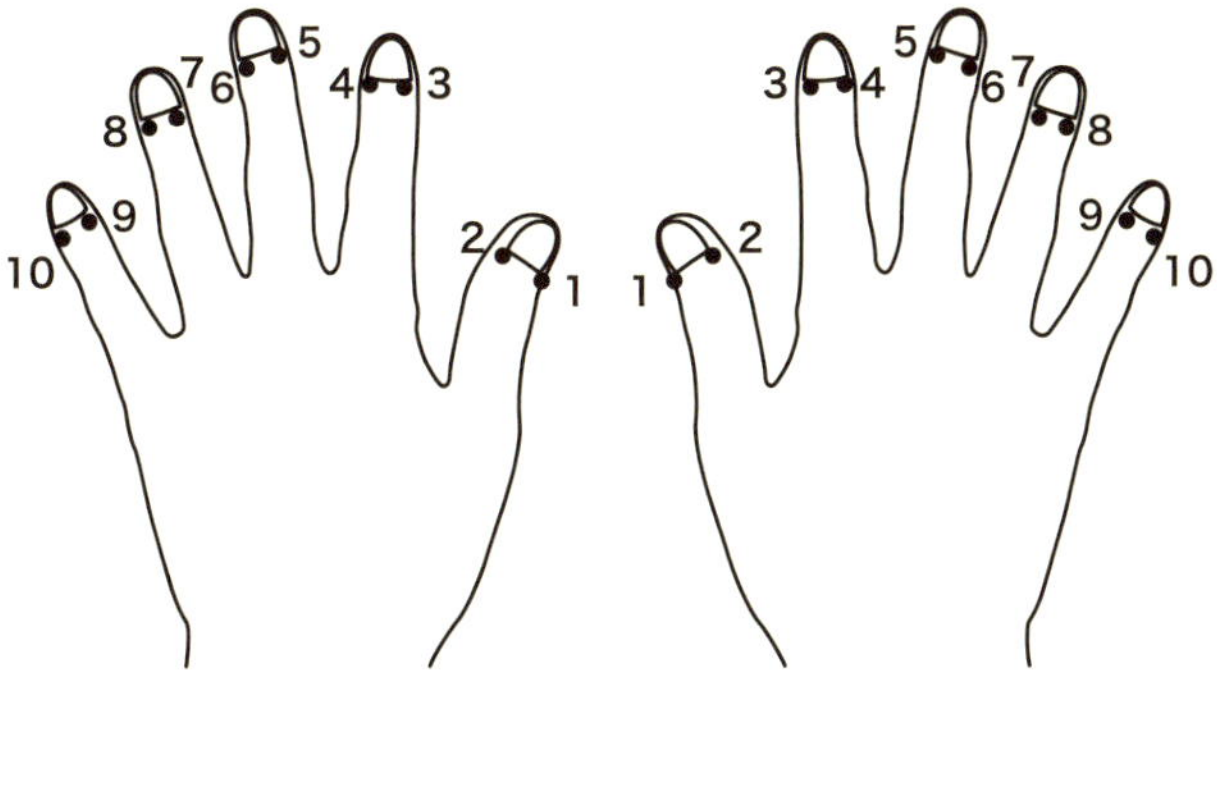

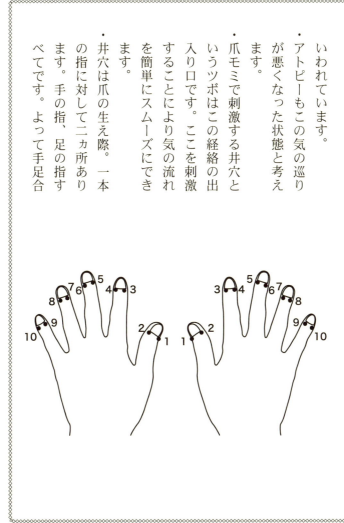

わせて四〇ヵ所となります。

・親指と人差し指で爪を左右から挟んでしまえば、一回に二ヵ所、同時に行えます。

・私はたまに、洗濯バサミで挟んだりして遊びながら行っています。場所によって同じ強さの刺激で痛かったり、痛くなかったり。痛みの強かったところを良くもんでみたり、楽しみながら行っています。

テレビを見ながらで十分ですから、是非、行って下さい。また、つまようじを二〜五本輪ゴムで束ねて皮膚刺激するのもいいですよ。（六一ページ参照）

2 お灸

皮膚炎にお灸することを考え実践したのは、おそらく当院の総院長 中村が初めてではないかと思います。

患者さんの多くの方にお灸はどこへ据えますかと質問されます。そのときは痒いところや炎症の起こっているところへお灸をして下さいとお伝えします。

痒みがあるところすべてに行います。全身どこでも、です。皮膚がザラザラ、ジュクジュクしているところ、痒みが強いところすべてです。

熱いイメージが強いかと思いますが、痒みに対して行うお灸はとても心地がいいものです。熱くなったら我慢せずに取って下さい。

お灸にはもぐさ（艾）と呼ばれるものを使用します。もぐさはヨモギの葉から作られます。ヨモギ？　そうです草餅にも使用されていますね。口から入れてもいいものなのです。ヨモギの葉っぱの裏に生えている細かな毛を精製したものがもぐさです。
そのもぐさを燃やして体に刺激を与える方法をお灸といいます。

実際にお灸をする際「お灸の香りに癒される」「リラックスできる」などといわれることがあります。まさに「和のアロマセラピー」です。

お灸には次のような効果・効能があります。

・血行促進
・保温効果
・殺菌作用
・肌、粘膜の浄化効果
・消炎効果
・痒みを抑える

三歳ぐらいの子から直接もぐさを使ったお灸をしていきます。

小さいながらも気持ちがいいようで、自分から「ここに何個、ここにも何個」といってくれます。

それほど気持ちがいいのです。心地よくてウトウト眠ってしまうほどです。

では、実際のやり方です。

もぐさを適当につまみます。

量的には……そうですね、最初は、大匙一杯程度。料理ではないのにこんな表現ですみません。う～ん、実にわかりにくい表現ですが。そのもぐさを三角錐に形を整えます。

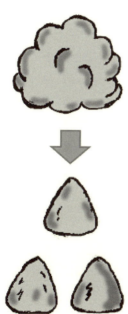

それを皮膚の上に置いてお線香で火を付けます。気持ちいいな～、温かいな～、熱いと感じたら手で取ります。これはだんだんとその感覚に慣れていかれると思います。慣れてくると自分のタイミングでうまく取れる

ようになります。手で取るのが怖いと思われると思いますが、意外と熱くないんです。イメージ的にはＵＦＯキャッチャーのあのつかむ感じです。もぐさが燃えて灰になりますので、指先でつまむと崩れて皮膚に灰が落ちてしまうので優しく包み込んで取り去る感じです。

慣れてくるとなかなか面白いですよ。小学校高学年ぐらいになると、面白そうとゲーム感覚で手伝ってくれたりします。

お灸の大きさも熱さも自分に合った感覚を見つけ出してください。

痒みが強いときは二回ぐらい同じところに行うと痒みが引きます。

ジュクジュクしているところにはもぐさのカスがついてしまいますが、それはそれでそのままにしていて大丈夫です。

ただ、動いたときなどにそのカスが落ちることがあるので、その際はその部分にガーゼや綿のハンカチなどを当て留めておいて下さい。

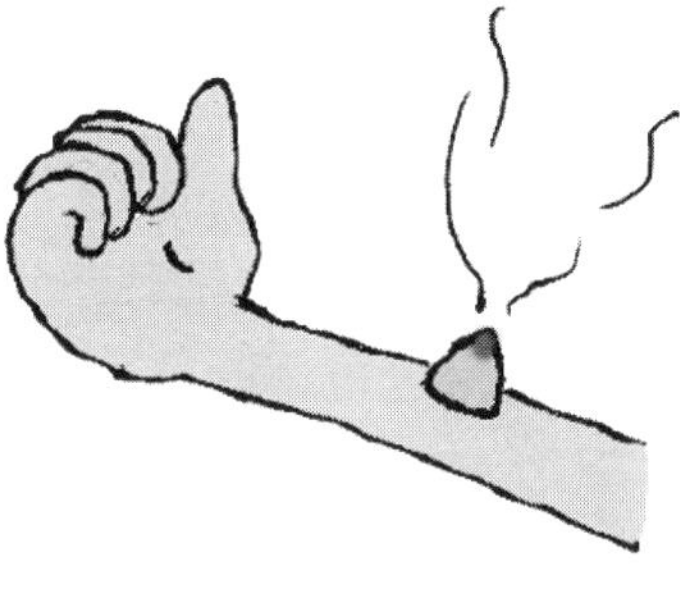

もぐさシップです。もぐさがジュクジュクした浸出液を吸ってくれ、また、殺菌作用もあり、もぐさの成分で皮膚を修復してくれるので、一石二鳥です。もぐさって凄いですよね。

ジュクジュクしたところが渇いてくるとガーゼがくっついてしまうことがあります。そんなときはお風呂に入り、ガーゼを濡らし、皮膚を柔らかくしてからゆっくりと剥がして下さいね。せっかくでき上がった薄い皮膚までそぎ取ってしまいますので。

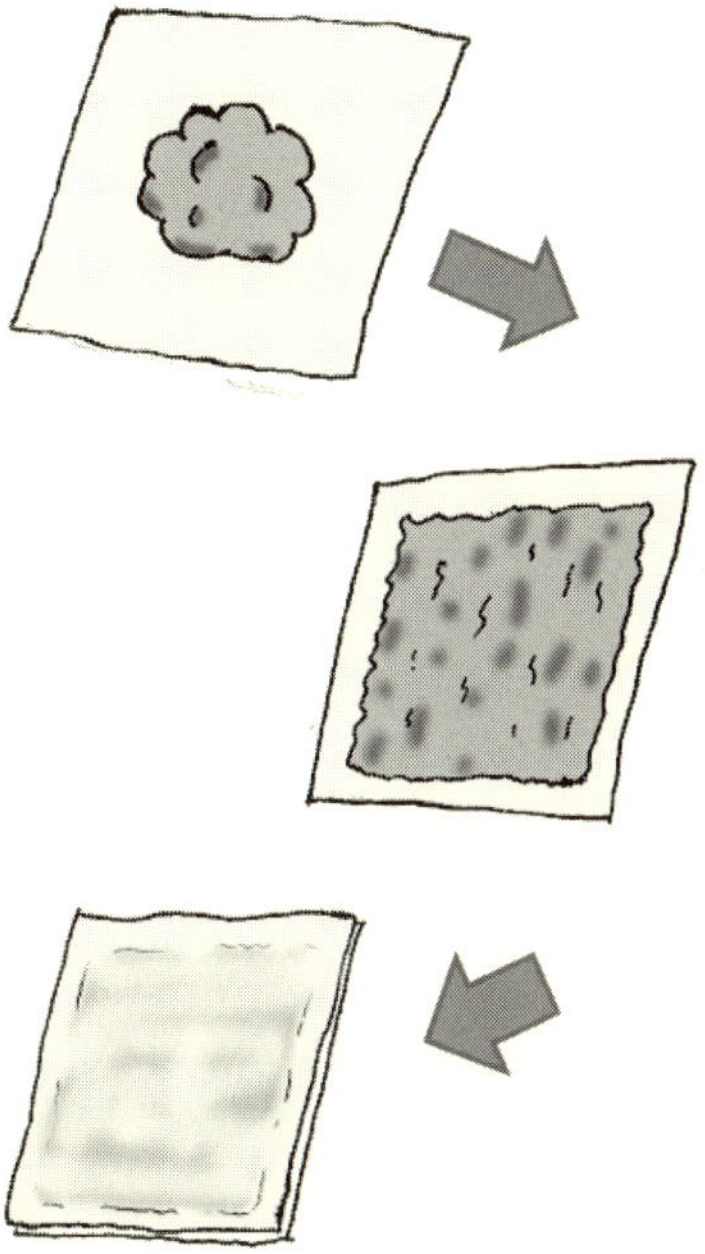

ただ、最近では、マンション住まいの方が多く、火災報知器などの問題から、もぐさを使ってのお灸は……といわれることもあります。そんなときには便利な電気式の温灸器という画期的なものもあります。

赤ちゃんや、マンション住まいの方にはもってこいです。火を使わないため、煙も出ません。素晴らしい。

コンセントをさし、スイッチをONにすると緑色のキャップの部分が熱くなってきます。そうなったら使用できます。気になるところ、痒みのあるところ、どこに当てても大丈夫です。

しかし、直接行うお灸に比べると、効果は少し落ちるかと思いますが、これはこれで心地いいものです。私自身も、実際、休みの日は一日中コンセントをさしたままにして、暇さえあればこのお灸をしていました。

お灸は一日に何度行ってもらっても構いません。きっとあなたもお灸のとりこになるはずです。

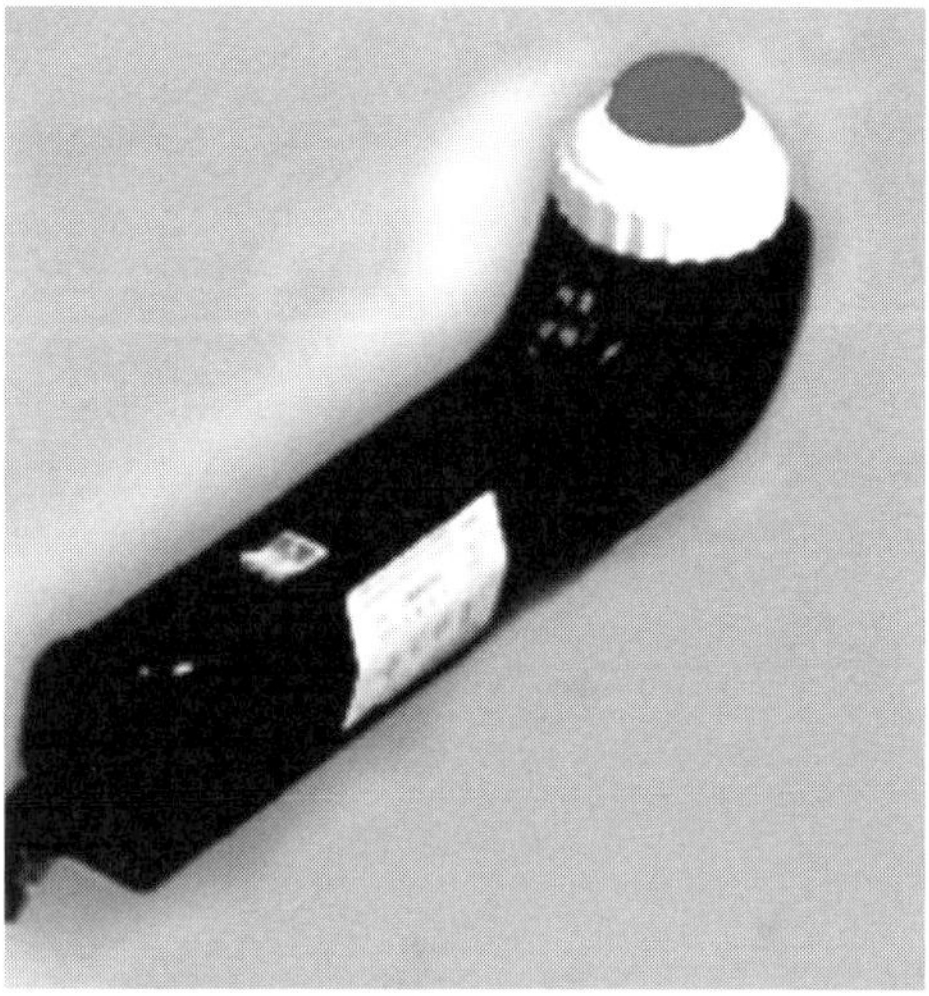

3 カーボン太陽灯による光線療法

可視総合光線療法では長波長の紫外線の働きにより、照射することで皮膚の水分量を増やし、潤いを与えます。
また、身体を温める効果、消炎作用、殺菌作用、解毒作用、免疫力向上、皮膚の正常化などの作用もあります。

カーボン灯の治療は光線治療器がない場合は自宅ではなかなか行えないものです。
光線治療器がない方は、天気のいい日に窓際にて日光浴なんかも

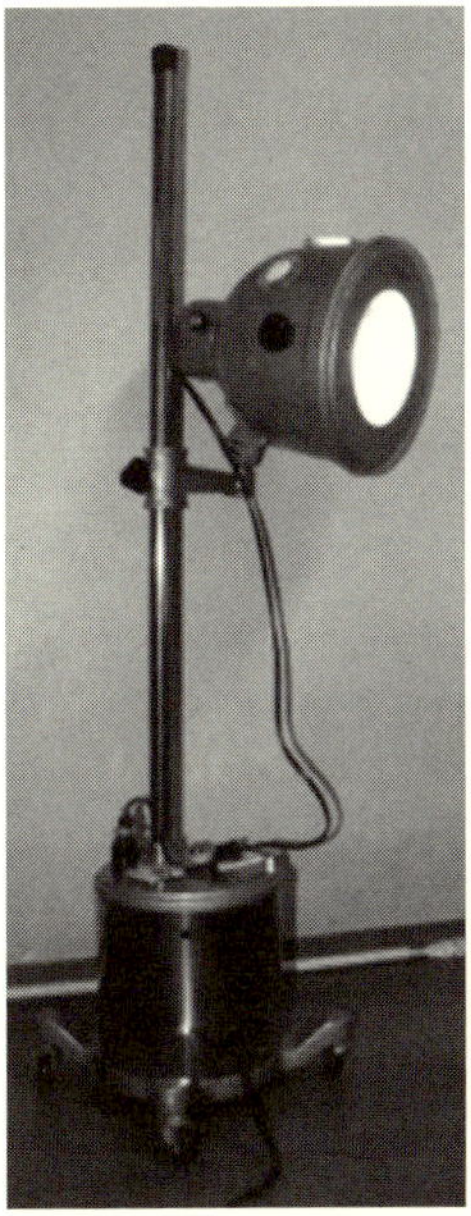

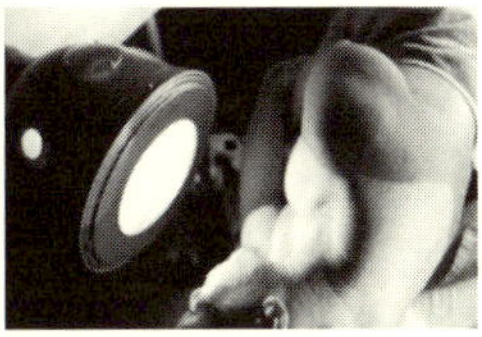

いいのかもしれません。

皮膚がんなどといわれ、紫外線対策をといわれていますが、黄色人種である日本人では、ましては日本の紫外線量では皮膚がんになる可能性は本当に稀なケースです。紫外線対策どころか、日光の紫外線には皮膚の免疫能力を維持する働きがあることもお忘れなく!! 何事にも加減が大事だと思います。その加減も人それぞれ、ご自身でいろいろ体験しながら感じ取っていただけたらと思います。

4 ヨガ

ヨガと聞くと、体硬いし無理そう。と思われがちですが、体が硬くても大丈夫。

次に紹介するヨガのポーズは、背骨一つひとつをゆっくりと動かしていくのが目的です。

ポーズは2種類

目的は背骨一つひとつに動きをつけてあげること。背骨に柔軟性が出たら神経の流れが良くなるということです。後はやはり呼吸法です。呼吸法にはリラックス効果、細胞一つひとつに新鮮な酸素を送り届けられるということです。

①呼吸法……あお向けで大の字に寝る。手のひらは天井に向け、全身の力を抜き呼吸とともに下に沈んでいくようなイメージです。

②キャット&ドッグ

【1】床に垂直になるように、両腕と両膝を床について四つんばいになります。

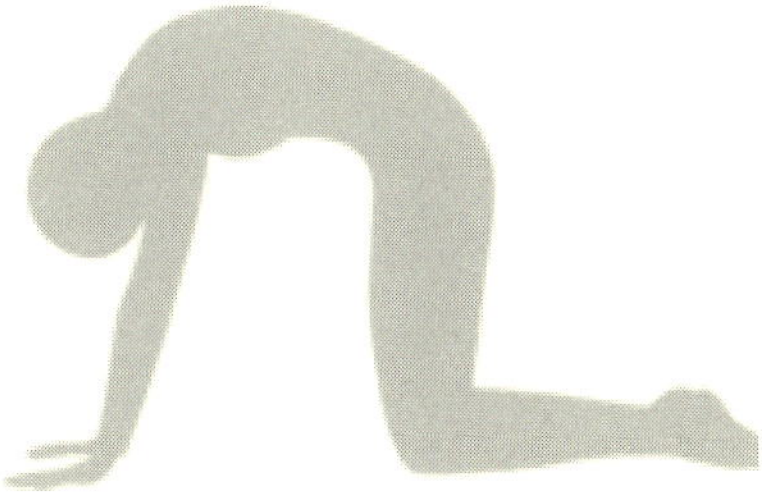

図1

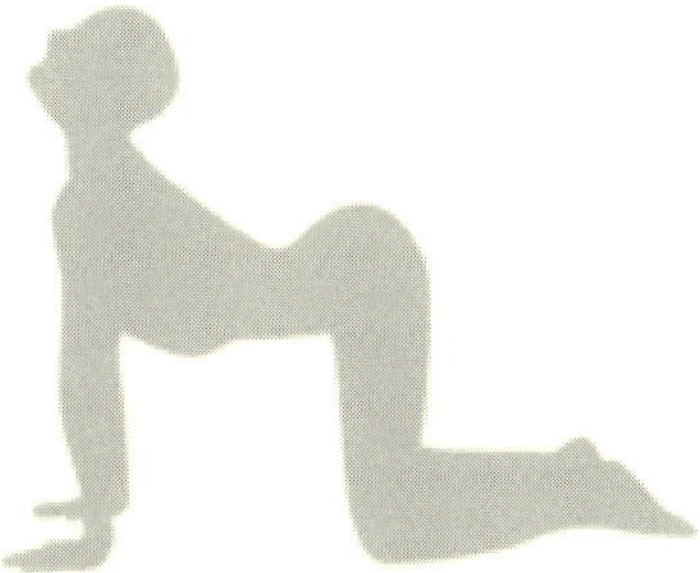

図2

膝が床にあたって痛い場合はクッションとしてタオルなどを膝下に入れます。

【2】両腕と両膝を肩幅程度に開いて、目線は床に向けます。

【3】息を吐きながら、両腕と両膝の位置は動かさずに、天井へ突き出す感覚で背中を丸めます。猫が「シャーッ」と威嚇するときのような体勢です。次にお腹をへこませて、頭を両腕の間に沈めたら約三〇秒ほど自然呼吸をしながらキープします（前ページ図1参照）。

【4】息を吸いながら、背中を反らせて顔を上に上げ胸を張ります。そのポーズのまま再度、約30秒ほど自然呼吸をしながらキープ（前ページ図2参照）。

【5】【3】と【4】を五回前後繰り返し、息を吐きながらゆっくりポーズを解きます。

③呼吸法……最初の呼吸法と同じように行い乱れた呼吸を整えます

呼吸法　→　キャット&ドック　→　呼吸法　これだけで十分効果あり!!

複式呼吸のやり方

では①、③の呼吸法のくわしいやり方です

まず、あお向けに大の字に寝ます。腕は身体に沿わせずに脇に卵が一個入るぐらい広げます。その時、手のひらは天井に向けます。

1　体の中にある空気をすべて吐き出します

2　鼻からゆっくりと息を吸ってお腹を膨らませます

3　口からゆっくりと息を吐き出し、お腹をへこませる

呼吸の時間にこだわることなく、この呼吸法を一〇回程度繰り返してみて下さい。一日に何回やっても大丈夫です。日常の呼吸は、胸式呼吸がメインになってしまっているため、お腹はあまり使っていないのでなかなか難しいです。

腹式呼吸がしっかり行えると、じんわり汗ばむのがわかります。

ゆったりと静かな動きなので、時間を気にすることなく、いつでもできるのです。「無」の状態を作ることが何よりも大事になります。

腹式呼吸は自宅でゆったりと行えるので、痒みが出ても、赤みが出ても人目を気にすることなく行うことができます。

＊腹式呼吸を続けると……

1　血液の酸素濃度がＵＰして、全身の細胞が活発化します。

2　自律神経のバランスを整えます

3　副交感神経が刺激され免疫力がＵＰします

4　深くゆったりとした呼吸を繰り返すことにより脳内のハッピーホルモン（セロトニン）が分泌されます

5　お腹の動きにより、腹腔内の血液循環が良くなり便秘が改善されます

＊セロトニンには、すっきり爽快感を感じさせ、心を安定させ、痛みを感じにくく、腸の働きを促す作用があります。

・吸って〜、吐いて〜の繰り返し。

・陽だまりでお昼寝をしているようなゆったりと夢心地の感じがもてたら最高です。

・日々、吸って吐いてを繰り返していくうちに自然と居眠りしてしまうほどになりました。そのようになったらもうけものです。身体の細胞一つひとつが活性化されていくのです。眠れないときはいつも布団の中で腹式呼吸を行っていました。

5 身体を温める

身体を温めることが健康にたいへん良いことは、多くの研究から私達の知るところとなりました。アトピーの患者さんの中にも積極的に温泉、薬石風呂、岩盤浴、酵素風呂など利用されている方も多く見られ良いことだと思います。
しかし風呂上り、強い痒みや乾燥で皮膚がキャピキャピになり入浴を敬遠なさる方もおります。そのような方に私がリバウンド中などに行った方法はズバリ!!　足湯と湯たんぽです。

足湯

足湯は皆さんご存知の通りです。
バケツにお湯を入れじっくりと温まる方法です。ほんのり全身が発汗するぐらいまでお湯は足しながらです。

お湯の量はアキレス腱からふくらはぎの境目ぐらいがいいと思われます。このとき、上半身は冷えないようにしっかり着込んで下さいね。

湯たんぽ

最近、いろんな種類の湯たんぽを目にすることが多くなりました。市販されている物は、プラスティック製が多いように思いますが、ゴム製が心地いいです。

湯たんぽに沸騰直前のお湯を入れます（このとき、空気はしっかり抜いて下さいね）。

温める場所
1　あお向けに寝てお腹に乗せる
2　内腿に湯たんぽを挟む
3　アキレス腱部分
4　胸に湯たんぽを抱える

おうちゃくな私は三つのゴム製の湯たんぽを使い、1、2、4をいっぺんに行いました。その後、熱くなったところの湯たんぽをアキレス腱部分に移動したり、あお向けになってみたり、横向きになってみたり、ゴロゴロしながら湯たんぽを移動させていました。

気持ちいいのです。ゴム製の湯たんぽ。最近ではネットでも購入できますよ。

すぐ手元に湯たんぽがないなっていう方は、ペットボトルを代用して下さい。

ちょっとゴツゴツしていますが……。

お腹を温める理由は、下半身に流れる血液の大元なので、そこを温めてしまうことにより、下半身に流れる血液じたいを温めてしまえ!!という理由です。

内腿に湯たんぽを挟む理由は温めると気持ちが良く、以外と内腿って冷えているんだなぁと感じたからです。

アキレス腱を温めるのは、足先が冷えているときに足先を温めるよりもアキレス腱部分を温めたほうが早く足先が温まるからです。

湯たんぽを抱えるのは、温かく心が落ち着くからです。

湯たんぽで温める場所は、私自身がいろんなところに湯たんぽを当てた結果この四ヵ所がいちばん心地良く、温まったところなのです。

ここが絶対ではないので、ゴロゴロしながらいろんなところに当ててみて下さい。きっと自分の身体の中でいちばん冷えているところが発見できると思います。

そこを徹底的に温めてみて下さい。ほんのり全身が汗ばむのがわかると思います。

入浴ができるできないに関係なく、足湯も湯たんぽもやっていただいて構いません。気持ちがいいことはどんどん行ってください。

意外と湯たんぽって真夏でも気持ちがいいものですよ。

夏はエアコンなどで体の芯が冷えているので、この四ヵ所に湯たんぽを当てても嫌な熱さではなく心地良いのです。

つまようじ刺激

アトピーの方に行う鍼治療は主に免疫力を高めるために行います。実際の鍼は髪の毛の細さほどのものを使用するので痛みは感じません。この鍼は生後数ヵ月の赤ちゃんから行うことができます。園児が「注射は嫌いだけどチクチク好き」というほどです。

自宅で鍼にかわるものとして代用できるのは、つまようじです。つまようじ？　そうです。つまようじです。鍼の種類の中には刺さない鍼というものがあります。その中に分類しちゃいましょう。

やり方は簡単。一本で使用してもよし。数本に束ねてもよしです。一〇本、二〇本、三〇本それぞれを輪ゴムで束ね、やる場所や刺激の強弱で使い分けてもいいかと思います。

行う場所

①三陰交
②足の三里
③復溜
④合谷
⑤手の三里
⑥百会
⑦お臍周辺
⑧腎兪

また、痒みが強いところにも、そこを束ねたつまようじでトントンと刺激すると痒みが落ち着きます。

つまようじと輪ゴムさえあればいいんです。簡単でしょう？　是非、やってみて下さい。

痒みを落ち着かせるためにローラー鍼というものも代用できます。皮膚の上を転がすだけなのでいつでも、どこでも手軽に行えます。

①三陰交

内くるぶしのてっぺんから指幅四本分上がったところで、骨と筋肉の境目。

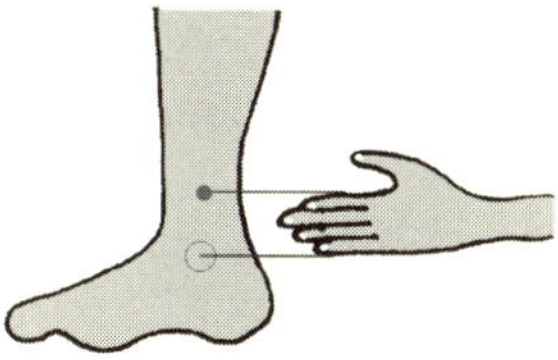

②足の三里

膝の皿の下、膝外側にあるくぼみから指幅四本分下のところ。

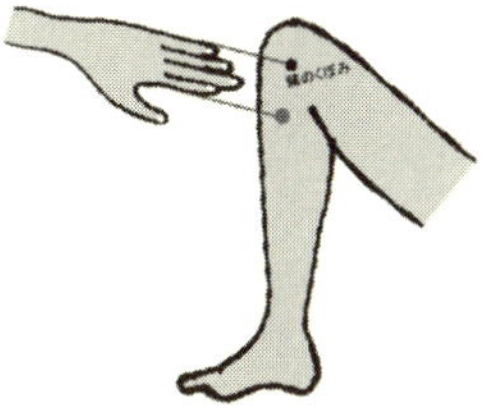

③復溜

内くるぶしのてっぺんから指幅三本分上がったところで、アキレス腱と筋肉の境目。

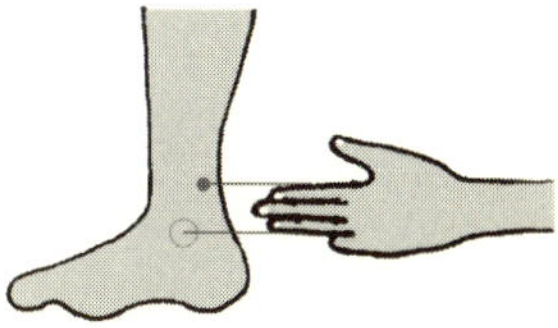

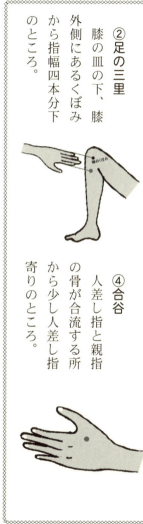

④合谷

人差し指と親指の骨が合流する所から少し人差し指寄りのところ。

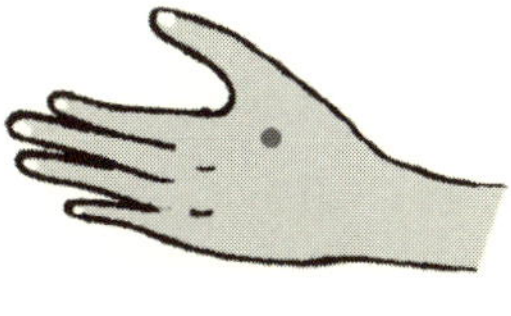

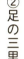

⑤手の三里

肘を曲げたときに出る横じわの外端から人差し指に向かって指三本分のところ。

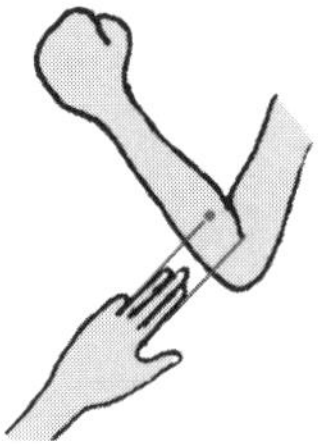

⑥百会

頭の前後を結ぶ線と、左右の耳を繋いだ線の交わる場所。

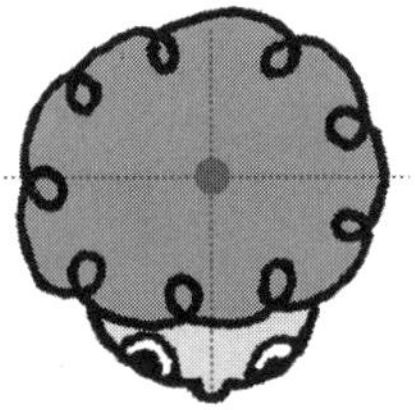

⑦お臍周辺

お臍のまわりには多くのツボが存在するため、お腹全体をまんべんなく刺激することが大切。

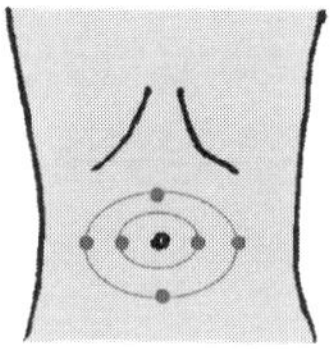

⑧腎兪

腰に手を置いて、親指を上に向かって伸ばしたところ。

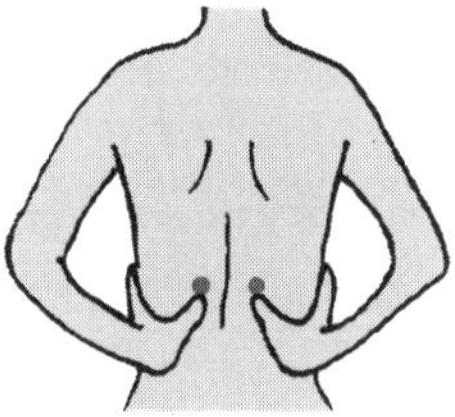

第 4 章

なかむら鍼灸接骨院の治療法

ステロイドの害と脱ステロイド

ステロイド剤は薬効が強く症状だけ見ればとても楽になるため、表現はたいへん悪いのですが、覚せい剤と同じように一度使用するとやめることができなくなり、本人がそこに気付き使用をやめようとしても、リバウンドの苦しみにまけてしまい、ついつい長期連用してしまう……という恐ろしい薬なのです。

しかし、アトピー性皮膚炎の根治を目指すときには免疫抑制剤はもちろん、脱ステロイド・脱保湿剤がきわめて重要であり、避けては通れないテーマとなります(以降、〝脱免疫抑制剤・脱ステロイド剤・脱保湿剤〟は〝脱ステロイド〟とまとめて表記します)。

ステロイド系の薬剤は、それが塗布剤であろうと服用剤であろうと、強弱の差こそあれ同様の副作用の危険をはらんでいます。

ご存じのように、ステロイド剤の別名は副腎皮質ホルモン剤。本来は体内の副腎と呼ばれる臓器の皮の部分から主に分泌されるホルモンを外部から身体に入れる目的で作られた薬剤です。〝主に〟というのは、大阪の阪南中央病院に勤務されている医師の佐藤健二先生の著書『患者に学んだ成人型アトピーの治療』でも以下のように紹介されています。

皮膚のほぼすべての細胞にはグルココルチコイド受容体が存在する。大量長期のステロイド外用剤の使用によって、その受容体数の変化することが考えられる。アトピー性皮膚炎で長期にステロイドを外用することによって、作用が減る働きをもつグルココルチコイド受容体βの増加することが示されている（Hagg PM et al, Br J Dermatol 2010;162:318-324）。同様のことは喘息でも認められている。現象から考えれば皮膚局所での副腎皮質ホルモン機能不全症といえよう。

表皮細胞には視床下部・下垂体・副腎系と同じ多くのホルモンやその受容体の発現のあることが知られている（Slominski A & Wortsman J, Endocrine Rev2000;21:457-487）。また、表皮細胞は視床下部・下垂体・副腎系の代謝系の非常に多くを持ち、最近まではコーチゾールなどは合成しないと考えられていた（Slominski A et al, J Invest Dermatol 2002;118:310-315）。現在ではコーチゾールを合成・代謝できることが示されている（Cirillo N, Prime SS:J Cell Biochem 2011;112:1499-1505）。全身的なその系とは別に皮膚だけにおけるステロイドホルモンの代謝や外用ステロイドホルモンの影響を考える必要を示している。

つまり、表皮自体でもステロイドホルモンを認識し、生成しているということです。皮膚はもちろん全身くまなく存在し、最大の臓器ともいわれています。表皮一つひとつで作られるステロイドホルモンは微細でも皮膚全体で作られるであろうステロイドホルモンの量はおそらく甚大であると思います。

副腎皮質ホルモンは人体の恒常性維持（ホメオスターシス）において重要なキーを握っているホルモンで、アトピー皮膚炎などのアレルギー疾患では炎症の制御や免疫メカニズムの調整に携わっています。

ちなみに恒常性とは内部環境を一定の状態に保ちつづけようとする働きのことをい

います。

恒常性維持（ホメオスタシス）は自然治癒力とほぼ同義の言葉であり、自然治癒力は、体内の免疫メカニズムが適切なバランスに保たれているときにこそ発揮されます。

周知のごとく、アトピー性皮膚炎をはじめとするアレルギー性疾患や膠原病は免疫系の疾患です。免疫メカニズムの不調がもたらす疾患です。

免疫とはウイルスや細菌には、ヘルパーT細胞から指令を受けたB細胞がIgG抗体という抗体をつくって、ウイルスや細菌を処理します。ところが、たんぱくと結びついた化学物質は、ウイルスや細菌のように増殖しないので、ヘルパーT細胞の指令を受けたB細胞は、IgGではなくIgE抗体をつくって、皮膚から排泄させようとします。

薬物などの体内で分解できない化学物質の多くは、分子量が小さいために、それ自体が抗原（アレルゲン＝外に出したい物質）と認識されるわけではありません。分子量の大きいたんぱくと結びつき、はじめて抗原と認識され、免疫機能が働いて外に排出されます。

IgE抗体は、痒み物質ヒスタミンを出す肥満細胞とくっつくためにレセプター（受容体）と呼ばれる受け手をもっています。IgE抗体は組織に大量にある肥満細胞にくっつくと、痒みを起こすヒスタミンが肥満細胞から放出され、痒みが出てきます。

ここで痒みがあるからとステロイドを使うと、ステロイドの薬効が免疫機能を抑えるために、肥満細胞はIgE抗体を作れなくなります。その結果、化学物質を皮膚から排出する働きが止まり、肌はきれいになって、痒み

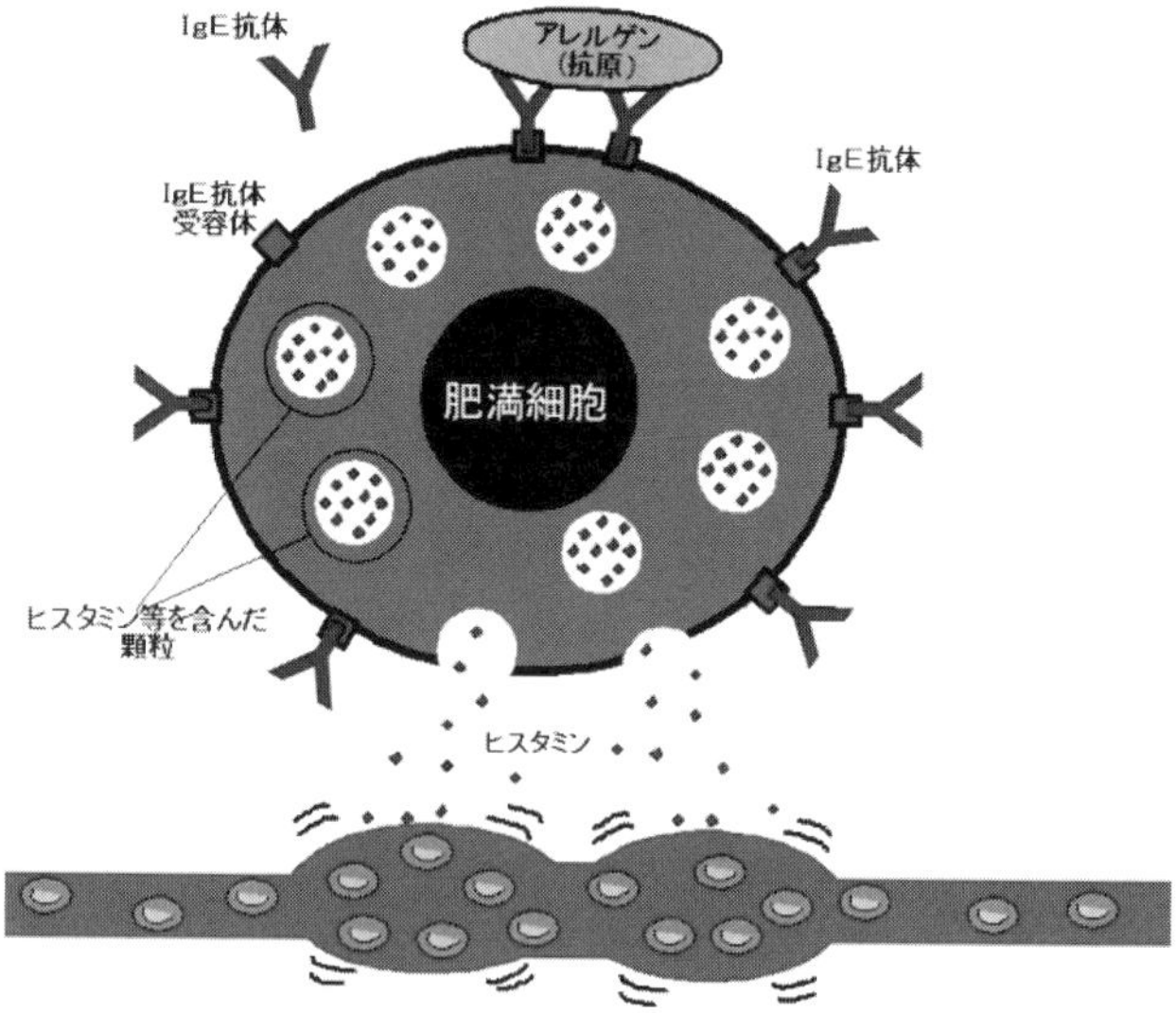

も止まります。ただし、ステロイドによって、表面の症状は抑えられていますが、本来排出すべき体内の化学物質はそのまま蓄積した状態で残ります。

また、本来なら自分が作り出すべきホルモンを外から補給される状態が続くと、副腎は働くのをやめてホルモンの分泌を低下させてしまいます。もちろん副腎だけでなく、人間の体は働くのをやめてしまうと段々と働きが鈍くなってきます。そのため、長期にわたって、ましてや強いステロイド剤を使用し続けていると、副腎皮質の機能低下が慢性化してしまい、副腎の萎縮をもたらします。

本来、副腎皮質ホルモンは副腎内でコレステロールから作られます。そのため体内で分解できない過剰なステロイドは、コレステロールとして酸化コレステロール（酸化した脂）となり皮下に残留します。この酸化コレステロールの反応によって作り出された炎症性サイトカインと呼ばれるホルモンに似た物質が、大量に放出されるようになります。これが激しい炎症を皮膚に引き起こし、痒みが増大するのです。

そのため、元々の皮膚炎ではなく、ステロイドを塗った場所以外のまったく塗らない場所にもリバウンドのときは炎症が現れます。リバウンドによる炎症はステロイドが必要量体内からなくなった場合に現れますが、痒くて掻いたことによる炎症ではなく、ステロイドが枯渇したために引き起こされた炎症なのです。

ステロイドをやめると、抑えられていた免疫機能が再び正常に働き、体内に蓄積された酸化コレステロールや化学物質を排出しだします。

そうなれば再び肌の炎症や痒みが起き、ステロイドによってダメージを受けた皮膚や身体にダメージを及ぼす皮下の酸化コレステロールを排除しようとします。

「免疫の働きが正常化し、正常な肌を取り戻そうと、止められていた皮膚の炎症や痒みが再び起こり、ステロイドによって異常を起こした皮膚がはがれ、浸出液とともに皮下に残留した酸化コレステロールを、体外に排出させるために炎症や痒みを出すが、自身で産生するはずの副腎皮質ホルモンの分泌量が低下しているために、炎症や痒みをコントロールできない現象」がリバウンドというわけです。

すなわちステロイドは、免疫を抑制することによって、一時的に皮膚の炎症や痒みという症状を抑えているだけです。ステロイドは、アトピー性皮膚炎を治す薬ではありません。

前述したとおり、リバウンド状態は副腎皮質ホルモンの分泌量が低下しているところに、外からの補給を停止したときに起こる反動です。ごく簡単にいえば、外からも内からもホルモンの供給が絶たれてしまい、突然に訪れる副腎皮質ホルモンの枯渇状態にほかなりません。

このとき、恒常性維持機能（ホメオスタシス）は大混乱します。薬によってコントロールされていた偽りの恒常性が失われるのですから。

自然治癒力は、ロウソクのわずかな灯火のように揺れながら、長い時間をかけて勢いを回復しようとします。リバウンド状態は、あらゆる手段で本来あるべき状態へと体を戻す現れであり、決して体を苦しめるために出ている状態ではないのです。

また、体内にある副腎の中心部分（副腎髄質）は精神活動、つまりは心理状態にも大きく影響するホルモンであるアドレナリンやノルアドレナリンを分泌します。特にノルアドレナリンは〝憂うつ（鬱）〟に関係しているホルモンで、ステロイド剤の長期使用で萎縮した副腎は本来行える機能が行えず、見かけ上はうつの状態に陥ります。
さらに、血中のステロイド濃度が高いと脳の海馬と呼ばれる部分が萎縮してうつ状態に陥りやすいことも報告されています。（※山脇成人　2005）
長期の過剰なステロイド使用により、血中のステロイド濃度が上がり、脳の一部が萎縮してうつ状態になる土台ができ上がってしまっているともいえます。

リバウンドの時期に、体調の不良と並行して気分の変動が激しくなるのは、副腎の機能が低下していることによるうつ類似の状態が襲ってくる結果なのです。

痒みが激しくなって眠れない。体がどうしようもないほどにだるい。気分が落ち込む。自信などかけらももてない。セルフコントロールができない。苛立ち、腹が立ち、何かに、誰かに当たらずにいられない。

性格や体質の影響も皆無とはいえませんが、すべては長期ステロイドの使用による体内の不調和やリバウンドの症状、副腎皮質ホルモンの枯渇が招く必然的な症状であると理解するほうが適切です。

つまるところ、これらの症状は、どれ一つをとっても本人の責任ではありません。努力や頑張りだけで解消できるものでもありません。むしろゆっくりと休み、できるかぎり自責しないで過ごしてこそ、副腎をはじめとする内臓の回復も早まり、それに応じて症状も軽減されてゆくことになります。

これまでに私の治療院に来院された患者さんにおいては、その50％強にリバウンドがあ現れました。

つまりステロイド剤の使用を中止したからといって、すべての患者さんにリバウンドが現れるわけでもないということです。

むろんステロイド剤の使用の履歴がカギを握ってもいるのですが、リバウンドが予想される患者さんにおいても現れない場合があります。

次ページのイラストはステロイドの吸収率を表しています。ステロイドの吸収率は皮膚の厚さと相関しており、人体の中で顔は薄いため、他の皮膚に比べてステロイドの吸収率が高いのがわかります。イラストには載せていませんが、陰部は四二倍ともっとも高い吸収率です。

したがってどのようなケースでも、顔や陰部にステロイドを使用してはいけません。

だからといって今まで使用していた免疫抑制剤やステロイドや保湿剤をいっぺんにやめてしまうのは確かに難しいのが実情です。家庭を支えるために仕事を休めない人もいます。受験を控えており学校を休めない人もいます。そのため、ゆっくり徐々にやめていくという方法も必要です。脱ステロイド剤に理解のある病院に入院する方法もあると思います。

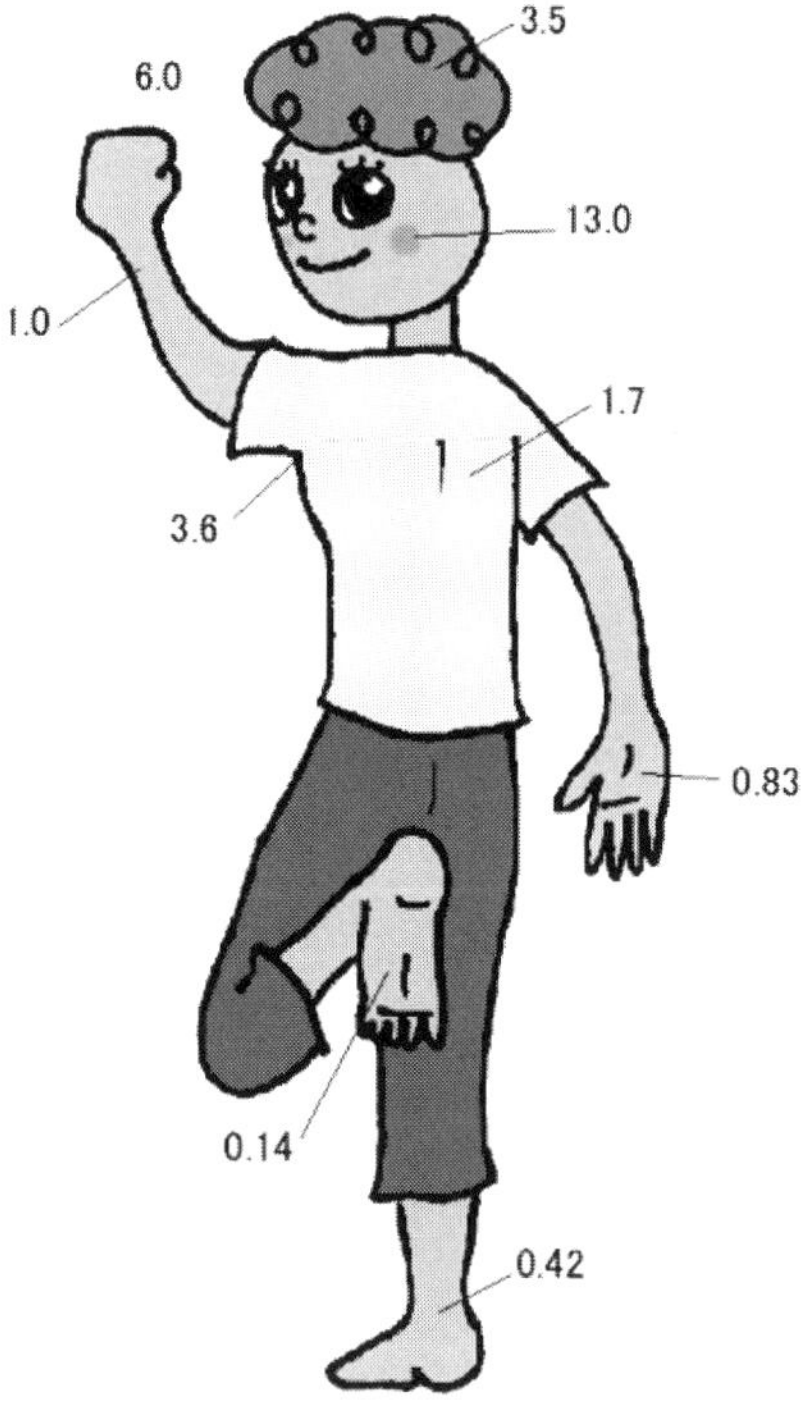

腕の吸収率を基準として1.0とした場合、各部分の吸収率がその何倍になるのかを示しています

しかし、脱ステロイド剤を行えば、痒みが激しくなる、炎症が激しくなる。それは

自然治癒力の現れでもあるのです。その痒みや炎症を強引に消すことは、自然治癒力の灯火を風にさらすことに等しいと知っておいて下さい。

ステロイド剤を一気に中止する。それは多大な勇気を要します。不安の中、苦痛を受け止めるべく腹をくくる勇気です。

リバウンドが現れれば、私もスタッフも、苦痛を少しでも軽減するべく最大限の努力をします。

しかしより以上に大切なのは、手記・体験例にも記されているように、家族による支えと協力にほかなりません。

リバウンドという巨大な壁に直面しながら、それを乗り越えようとしている姿。その姿を見守り、必要な助力や力づけを惜しまぬ愛。勇気をもって腹をくくることと、家族の愛と献身があれば、リバウンドの苦痛は必ず乗り越えることができます。

それが過ぎれば、その後に大きな壁はありません。リバウンドは反復することもありますが、反復するにつれて苦痛が軽くなるのが普通です。

その後は、伸長療法で筋肉を柔らかくすることを土台としながら、灸や鍼による適切な治療によって血行を促進していけば、自律神経系・循環器系・免疫系・消化器系ともに、しだいに良い状態へと回復してゆきます。
つまりはホメオスターシスが正常化し、自然治癒力が充実し、免疫メカニズムのバランスも回復していくのです。アトピー性皮膚炎の完治はその先に訪れる自然の結末です。

ステロイドを長期使用した体内

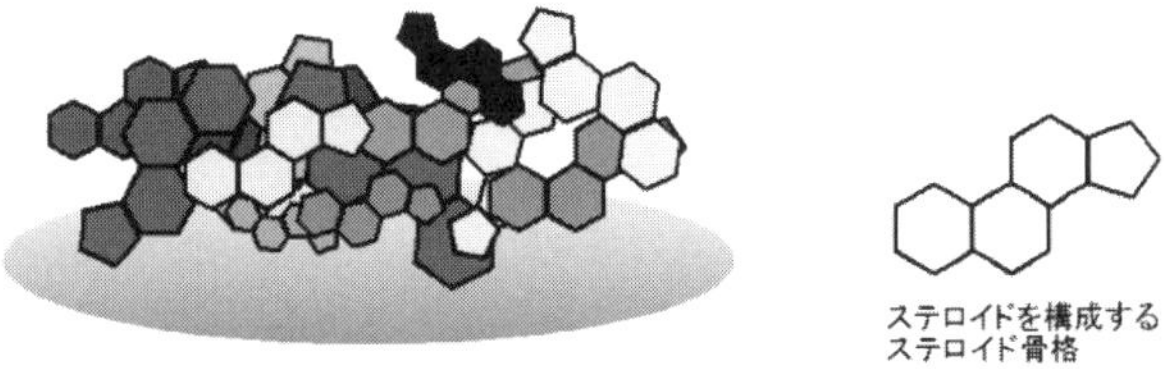
ステロイドを構成する
ステロイド骨格

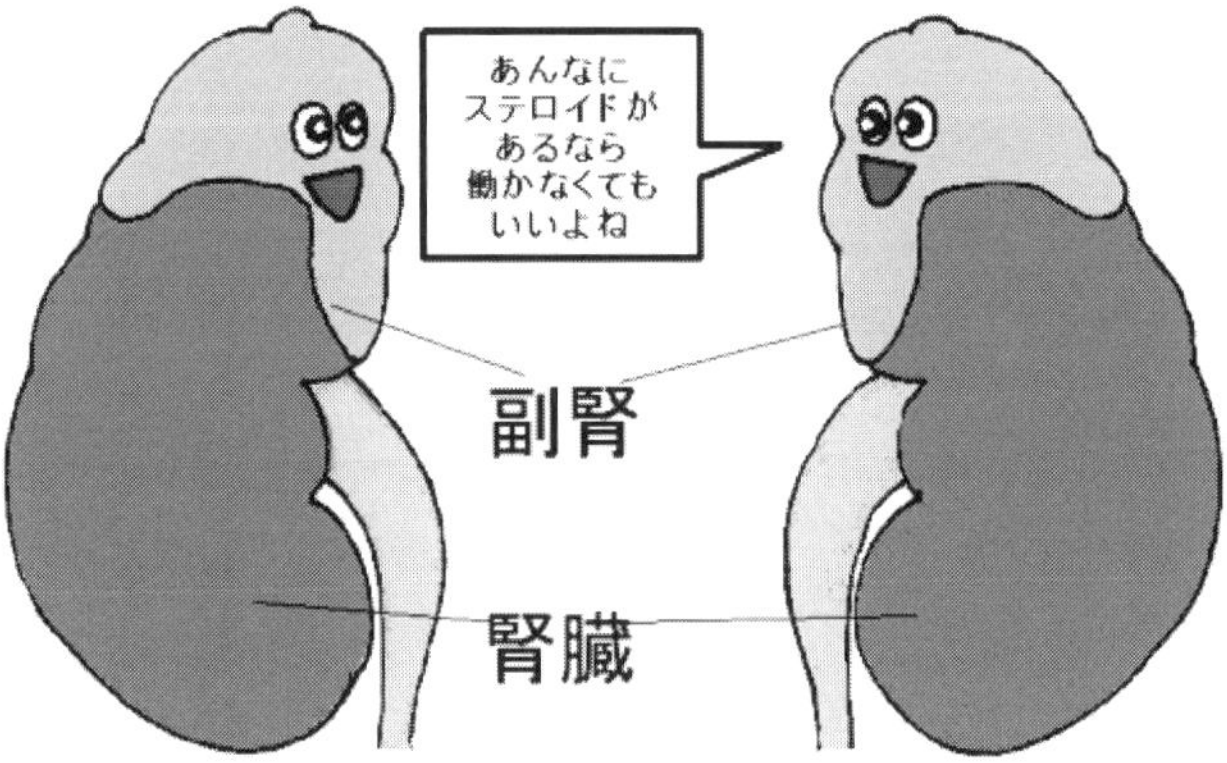
あんなに
ステロイドが
あるなら
働かなくても
いいよね
副腎
腎臓

伸長療法のはじまり

ここからは伸長療法の実際と、その理論的背景へと話題を展開していくことにしましょう。

さて、一九九〇（平成二）年五月二六日のことです。この日は日曜日。私は、東京の高島平整形外科病院院長 荻島先生が主催する高島ゼミナールに出席していました。私にとって、このゼミナールこそが伸長療法によるアトピー性皮膚炎・アレルギー性疾患治療の出発点となったのです。

私は「筋・筋膜伸長療法 - ヘルニアの一症例」と題された、兵庫県の小林 仁先生による臨床研究発表に注目しました。

ステージ上のスクリーンには、大きく、二枚のレントゲン写真が映し出されました。腰椎部分の写真です。

私も接骨医としてレントゲン写真は見慣れています。しかし私のような玄人の目によるまでもなく、映された腰椎は〝見事〟ともいうべきヘルニアで、治療法は手術しかないと思えるものでした。壇上の小林先生は、次のように説明しました。

「この状態の椎間板ヘルニアの場合、治療法の第一選択肢は手術療法とするのが普通です。しかし、この症例の患者さん、六〇代・女性は、肥満と糖尿病のため手術療法を受けることができませんでした。」

すでに大学病院の整形外科を何軒か受診したものの、手術による治療を断られた経過もありました。

糖尿病の患者さんは血小板の働きが低下していて出血が止まらないことがあります。出血が止まらなければ生命が危うくなります。一方で、椎間板ヘルニアは痛く苦しくはあるものの、そのまま生命を危うくする疾患ではありません。

したがって手術療法を行なうわけにはいかないのです。

この患者さんは女性実業家として大変成功している人でもあるだけに、何としても元気になりたい、腰痛と下肢痛を治して、せめて日常生活の苦痛だけでも解消したいと切望し、持ち前のさまざまなネットワークを駆使して小林先生を捜し出して受診したとのことでした。

これらの経緯を説明した後、小林先生は当時としては衝撃的な発言をされました。

「この患者さんの痛みの原因は、ヘルニアにではなく筋肉にあります」従来の学説、従来の外科的常識への挑戦でした。ヘルニアは外見的な結果でしかなく「痛みを起こしているのは筋肉であり、筋硬結こそが主因である」と結論づけました。

私はこの小林先生の考えを、早速自身の臨床において応用してみました。小林先生は、件《くだん》の患者さんの痛みを解消するために伸長療法を用いました。まだこの段階でアトピー性皮膚炎の治療など念頭にありません。まさに鍼灸接骨院らしい疾患や苦痛の解消に向けて、伸長療法を活用する始まりとなったのです。

私が伸長療法を用いた第一号の患者さんは、三〇代の女性、主訴は腰痛でした。私の治療を受ける以前にも腰痛歴があり、そのときは整形外科に六ヵ月通院したと話していました。

伸長療法を施した結果、この患者さんの腰痛は二週間の通院で解消してしまいました。この経験を土台としながら伸長療法の有効性に確信を深めた私は、私の療法の中でもっとも重要なところに伸長療法を位置づけることになりました。

それがアトピー性皮膚炎の治療に有効だと気づいたのは、いわば「棚からぼたもち」の成り行きがあってのことでした。

皮膚の状態と筋肉には深い関係がある

当然のこと、鍼灸接骨院の看板を見て、アトピー性皮膚炎の患者さんがドアを押し開くわけがありません。私としても、まさかアトピー性皮膚炎の治療に専念する日々が訪れるなどとは、想像さえできませんでした。

私が治療する患者さんには子どももいます。乳児、幼児、小学生、中学生、高校生などの関節周囲炎や筋肉の痛みにも、伸長療法を用いて治療しました。すると、従来の療法よりも主訴の解消が早くなりました。と同時に、意外な声が聞こえてきたのです。

「アトピーが治ってきた」「皮膚炎が消えた」「あらまっ、本当に治ってきているじゃないの」「おやおや、あんなにひどかった皮膚がスベスベになってきてるよ」子ども達の口からも、また親御さんの口からも、そんな言葉が出ては「あら、ウチもよ」と行き交うようになったのです。

「これは何かある」私は直感しました。同時に、アトピー性皮膚炎が現れている人に伸長療法を施した場合の、アトピー性皮膚炎の変化をも観察するようになりました。

そうした経過の中、確かな手ごたえを感じはじめた私は、意識してアトピー性皮膚炎の治療を目的とした伸長療法をアピールし、これにつれてアトピー性皮膚炎治療を目的とした患者さんがしだいに増えていきました。

こうして伸長療法によるアトピー性皮膚炎治療の実績を重ねる中、私は「アトピー性皮膚炎が、なぜ伸長療法という手技療法で改善するのか」のメカニズムをめぐって一つの仮説を立てました。

皮膚の状態と骨格筋の状態との間には深い関係があるのではないか。これが私の立てた仮説の根底です。

長く続いた深刻なアトピー性皮膚炎が、筋肉を柔らかくもみほぐすことで治癒する。または大幅に改善する。ステロイド剤や保湿剤・内服薬も使用しない。それがアトピー性皮膚炎を含むアレルギー性疾患（喘息・鼻炎・中耳炎ほか）、自己免疫疾患であるリウマチや膠原病に対して私が行っている「筋・筋膜伸長療法（STRETCH THERAPY）」です。すでに多数の臨床的実例が、その有効性を証明しています。

このような断言を前にすれば、医師の大半、特に皮膚科の医師は激しく反発することでしょう。一介の鍼灸接骨院経営者が何をとぼけたことをいっているのか。鼻先であざ笑う方も少なくないでしょう。

だが、他方で、アトピー・アレルギー性疾患に苦しんできた患者さんや家族は熟知していますね。当たり前の医者にかかっていてもこの辛い症状はほとんど改善しない。表面上は治ったかのようにみえる時期があるとしても再発してしまう。再発すれば以前よりもひどくなってしまいがちだ。医学・医師に頼って何とかなってくれるならそれにこしたことはないのに、それだけではどうしても埒が明かない。そんな苦しみのあげくに、アトピー・アレルギー疾患に悩む患者さん達は、増加しています。

筋組織の状態と皮膚疾患との間にある直接的な関連性を皆さんは「意外だ。本当だろうか」と疑うかもしれません。しかし、本書を一読されるなら、「なるほどそういうことか。ならば伸長療法で治るのも当たり前だ」と、ごく自然に納得して下さると確信しています。

辛い皮膚症状、辛いアレルギー症状（リウマチも膠原病も広義にはアレルギー性疾患です）は、その〝症状の土台〟に働きかけたときにこそ改善することになります。

筋・筋膜伸長療法は、この〝アレルギー症状の土台〟を解消していく上でもっとも有効な手立ての一つだと断言できます。

ステロイドは皮膚だけでなく、筋肉にも浸潤している

ステロイドや保湿剤は皮膚の上（表皮）に塗るものなので、皮膚にしか影響を与えていないと考えるのが一般的ですが、実際は痒みにより皮膚を掻き崩した状態でステロイドなどを塗っているので、少なくとも表皮の下の真皮層にまで同時に塗っていることは間違いなく、真皮を通っている毛細血管を介し、さらに、その下の脂肪層などを介して、筋膜・筋肉までにも影響を与えていると仮説を立てています。

表皮は、ステロイドに侵されてダメージを負った状態であっても細胞分裂をし、垢となることで体からダメージを負った細胞を積極的に排出することが可能です。しかし、表皮の下の真皮や筋膜・筋肉は非分裂細胞で、何らかのトラブル（外傷）が起きたとき以外は細胞分裂をしません。特に赤筋は酸素を取り込む有酸素運動で生きてい

ます。ステロイドや保湿剤を長期使用することで、これら非分裂細胞の中に油が入ってやがて酸化（腐る）し、有酸素系の細胞の働きを低下させます。この働きを低下させられたことで血行不良や不快な症状　痛み・痒み・重苦しいなどの症状が起こると考えております。したがって細胞内に入り滞留した油が酸化腐敗し、その酸化腐敗し

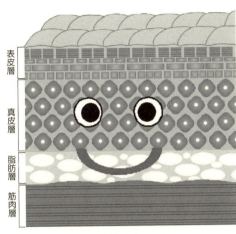

正常な皮膚と筋肉の層

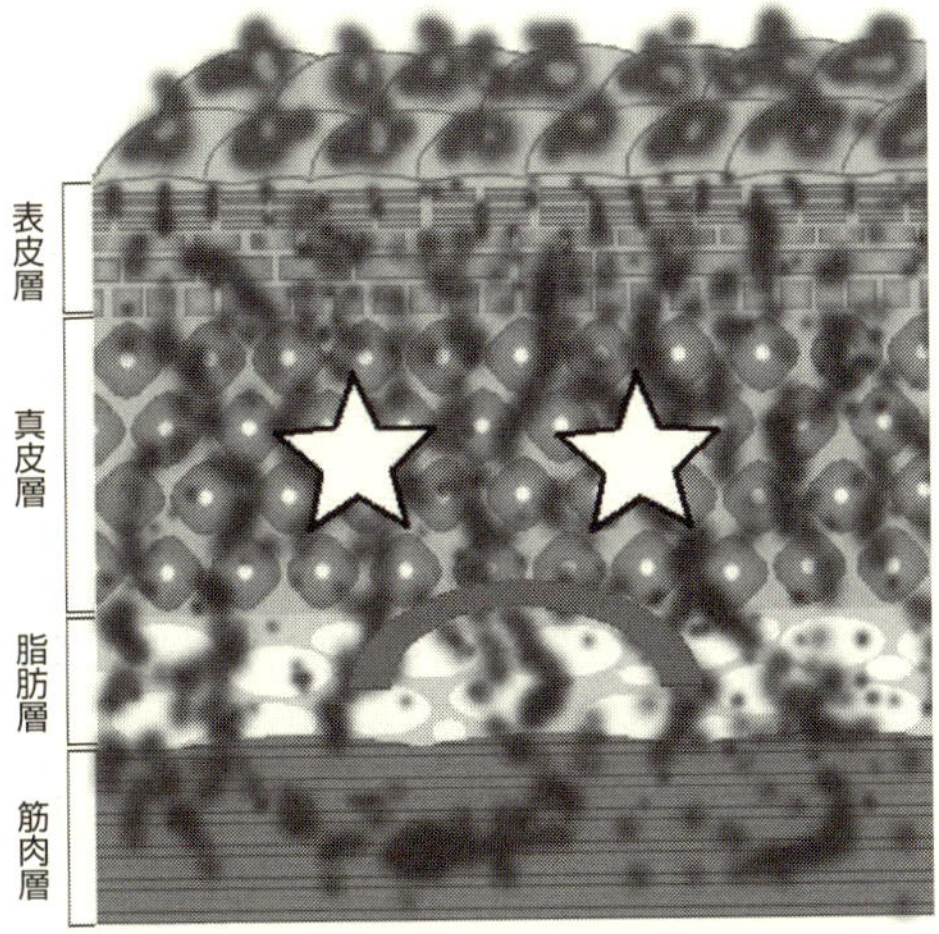

ステロイドに侵された皮膚と筋肉の層

た油を出すために、深い筋肉までもみほぐし排出を促す、筋・筋膜伸長療法がアトピーの方の苦しみを楽にしてきたと思っております。

筋肉の硬さは遺伝する

私は二五年前に伸長療法に出会い今まで筋肉の研究をしてまいりました。一人ひとり顔が違うように筋肉の硬さも違いがあり人種や国でもその違いがあること、そしてその硬さは遺伝的な因子が大きく関わっていることを発見しました。

もちろん後天的に生活様式や食事、運動、仕事さまざまなストレスによって変化します。しかし、筋肉の硬度の質は遺伝します。

そこでわかってきたことは乳児から筋肉の柔らかい子、硬い子がいるということや乳児にも筋肉の凝りが存在するという事実です。

あかちゃんの筋肉はすべてマシュマロのように柔らかくソフトだと皆さんお考えでしょう。これが常識になっています。しかし、赤ちゃん一人ひとり筋肉の硬さは違います。お父さん、お母さんの筋肉が硬いとその子どもさんたちもそのコリや硬さが受け継がれます。なぜ、今までわからなかったのか、その理由は筋肉の深いところまでだれも調査してこなかったからです。

私の伸長療法治療は、赤ちゃんであっても筋肉の深い部分にアプローチするために、硬さの違いが感覚的にわかるのです。

そして現在は赤ちゃんの筋肉硬度も、検査機械の進歩で測定評価することが可能となり、私の考えも科学的に証明できる時代となりました。

骨格筋の体重に占める比率は、成人の場合四〇％にも達します。内臓筋まで合わせれば、筋肉の比率は五〇％以上に達します。この体において絶対的に大きな部分を占めている筋肉に異常が生じたとき、他の部分に何らかの生体反射が起こらないはずはありません。

肩凝りは、一般的に血行障害がもたらす苦痛だと知られています。肩凝りは肩と首周辺の筋肉が硬化しているため、これによって血行が滞るために起こる苦痛です。

子ども達に肩凝りを訴える例が増えている。かなり以前から指摘されてきたことであり、私も職業的経験からそれを実感してきました。同時に、アトピー性皮膚炎が現れている子どもに肩凝りを訴える例が多そうだとも感じてきました。そして実際、彼らの筋肉に触れてみると、アトピー性皮膚炎ではない子ども達に比べて明らかに硬化しているのもわかりました。

ステロイドを使用しても、それほどダメージを受けないタイプとダメージを受けるタイプがあります。

私はこの違いは筋肉の硬さに関係があると考えております。

Aタイプは筋肉の硬いタイプで、筋組織が硬いために血行不良となり、アトピーを発症しやすく薬害を受けやすい。

Bタイプは筋肉が柔らかいタイプで、筋組織が柔らかいために血行が良く、アトピーを発症しにくく、薬害を受けにくいタイプ。と分類しました。

このことにより乳幼児の時期にステロイドを使用したために、学童児や大人になったとき再発する方と、使用したにもかかわらず再発しないという方の違いは、筋肉の硬度が関係していると考えております。

このことから、治療期間も皮膚・筋・筋膜の硬度で、ある程度予測ができます。

そのため、あかちゃんの内からマッサージをすることは大変良いことです。

ただし、ベビーマッサージをお子さんに行う際に、ベビーオイルを推奨していることが多いですが、それはいけません。

実際、保湿する成分は自分自身で出せるように身体の仕組みはできています。しかし、外から補ってしまうと、潤っているサインが脳に送られ、保湿成分を出す必要がなくなり、自身で保湿する機能が低下するため、体が保湿成分を出せなくなってしまいます。その結果、外から補うしかなくなり、保湿依存となってしまいます。

ベビーマッサージは大いにやっていただいて構いませんが、保湿剤やオイルの使用は避けて下さい。

身体を温める

身体を温めることは、たいへん良いことだとすすめられてもアトピーの方はなかなか積極的に入浴などで身体を温めることができません。その理由が皮膚に掻き傷があるためお湯でしみてしまうこと、自律神経の副交感神経が刺激されることや風呂上り、血管の拡張作用から体温が上昇し、強い痒みが発症する。そして皮膚の急激な乾燥から強いツッパリ感などで入浴を敬遠される方が多く見受けられます。また、温泉や石風呂、酵素風呂、薬石風呂、運動などで身体を温め発汗させることを積極的にされている方も多くいることを知っていますが、その後が問題で、入浴後皮膚の強いツッパリ感や痒みで保湿剤を使用する方がおられます。ステロイドは害があるのでやめたが保湿剤は害がないので使用しているとお考えです。

また、保湿剤が天然由来の自然物質一〇〇%のオーガニックオイルや漢方薬の保湿剤ならいいと思っている方も多く見受けられますが、人工的な化学物質を多く含むクリームと何ら変わりません。すべて体内で酸化します。

保湿剤（クリーム）もステロイドと同様に長期にわたって連用することで、体内で油が酸化しステロイドと同じような害が起こってしまいます。

長期間連用した方はいっぺんに中止することはできないと思います。少しずつでも良いですから減量に挑戦してください。この痒みや乾燥を防ぐために伸長療法やお灸を、是非試して下さい

当院の検査法

私達の治療院では、次のような検査をします。

まずは、依頼をお願いしている病院に血液検査に行っていただきます。

当院では前著である「アトピー治療革命」の出版をきっかけに新潟大学名誉教授の安保 徹先生と出会う機会を得て、大変感銘を受け、福田 - 安保理論を取り入れるようになりました。この血液検査にてわかる白血球分画（白血球像）によって、その患者さんの状態が把握できるようになったのは、当院の治療にとっては筆舌に尽くしがたいほど大きな収穫です。

白血球という一つの呼び方をされますが、実際にはリンパ球・好中球・好酸球・好塩基球・単球の五つで成り立っています。つまり、白血球にも種類があるということです。この五つをパーセンテージで表したものを、白血球分画（白血球像）と呼んでいます。

福田 - 安保理論ではリンパ球とその他四つの比率を重要視していますが、当院ではリンパ球とその他四つの比率はもちろん、アトピー患者さんの場合は特に好酸球のパーセンテージに着目しています。

好酸球は〇～五％が正常値とされていますが、アトピー患者さんの好酸球の数値が高いことは医学書にも載っている常識です。

それを踏まえて、第２章の患者さんの声で体験談を記していただいた川藤時恵さん（仮名・一四ページ参照）の血液データを見ていただければと思います。

たとえば、数字１の平成一六年六月二二日には白血球数が一ミリ立方に四九〇〇個あります。その白血球四九〇〇個のうちにリンパ球が三二・九％、好中球四七・一％、好酸球九・四％、好塩基球一・二％、単球九・四％ずつあるということ

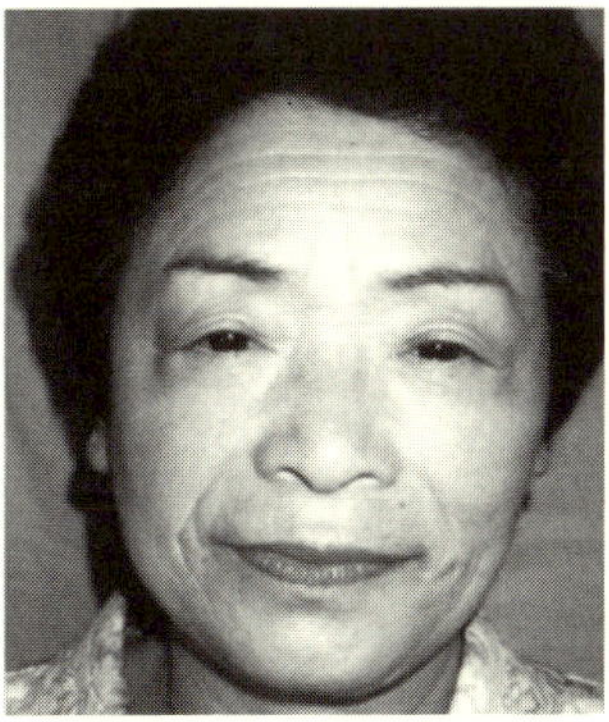

平成18年8月7日頃の川藤さん

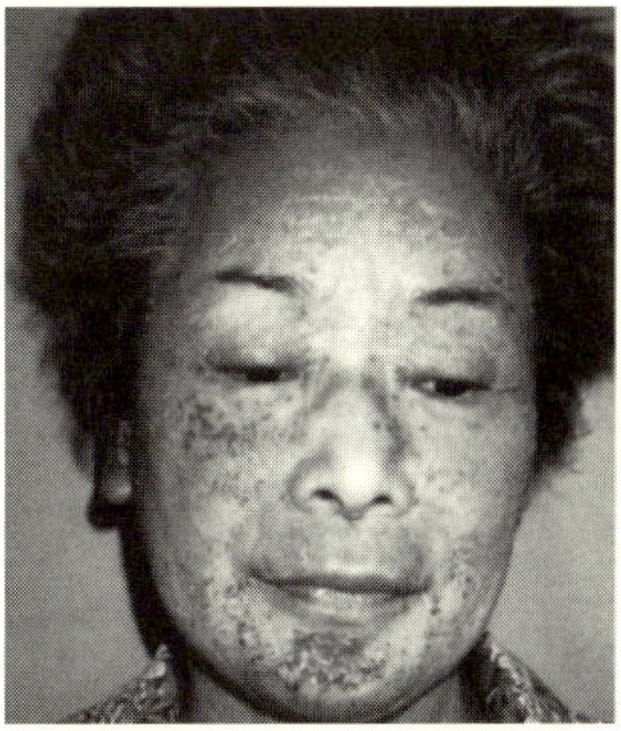

平成16年9月24日頃の川藤さん

T.K	日時	白血球数	リンパ球（%）	好中球（%）	好酸球（%）	好塩基球（%）	単球（%）	IgE
1	H16.6.22	4900	32.9	47.1	9.4	1.2	9.4	16702
2	H16.9.24	10700	14	54	27	0	5	21876
3	H16.12.17	10800	18	55	19	2	6	35659
4	H17.5.9	9300	41	33	19	1	6	20657
5	H17.9.5	10300	31.1	52.8	8.7	0.9	6.5	806
6	H18.3.28	10200	44.6	40.2	8.4	1.2	5.6	582
7	H18.4.28	8200	41.5	45.9	6.2	0.6	5.8	451
8	H18.5.28	6700	48.6	39.7	5.6	1.1	5	371
9	H18.8.7	8500	44.5	43.9	4.6	0.9	6.1	318

とを表しています。

初診のステロイドを使用している時点で左枠の好酸球は九・四％ありました。約三ヵ月後の九月二四日の好酸球は二七％と最高値で、このときにはステロイドもご自身でやめられ、かなりひどいリバウンド症状を呈していた時期と重なります。その後は症状も快方に向かい、それにともない徐々に数値も下がりはじめ、平成一八年八月七日のデータでは好酸球の数値が四・六％となり、赤みも痒みもなく、アトピー症状は消失しました。また、右枠の部分のIgEとは免疫グロブリンEといい、先にも触れている通り、ヒスタミンを放出する肥満細胞とアレルゲン物質とを合体させる受け手の役割をするIgE抗体のことです（七〇ページのイラストのY字形のもの）。

成人の基準値は一七〇未満、小児は年齢にもよりますが一一〇以下となっています。川藤さんの場合は最高値が三五六五九と基準値とは桁が違います。しかし、好酸球の数値の下降に追随するように平成一八年八月七日のデータでは三一八まで数値が下がっています。

このように当院では、ほとんどすべての方に血液データ上でも数値の改善がみられます。

レーザードップラー血流計での検査

レーザードップラー血流計は指先などに端子を貼り付け、皮膚の下約一ミリの毛細血管レベルの血流速度（Velocity）・赤血球量（Mass）・組織血流量（Flow）を測る血流計測機器です。主に研究機関などで使用されているので、一般的には馴染みがないものと思います。

当院では、来院されたアトピー患者さん二〇名（AD群）と今までアトピー疾患に既往のない日本人二〇名（日本正常群）を測定比較しました。

その結果、アトピー患者さんは、正常群と比

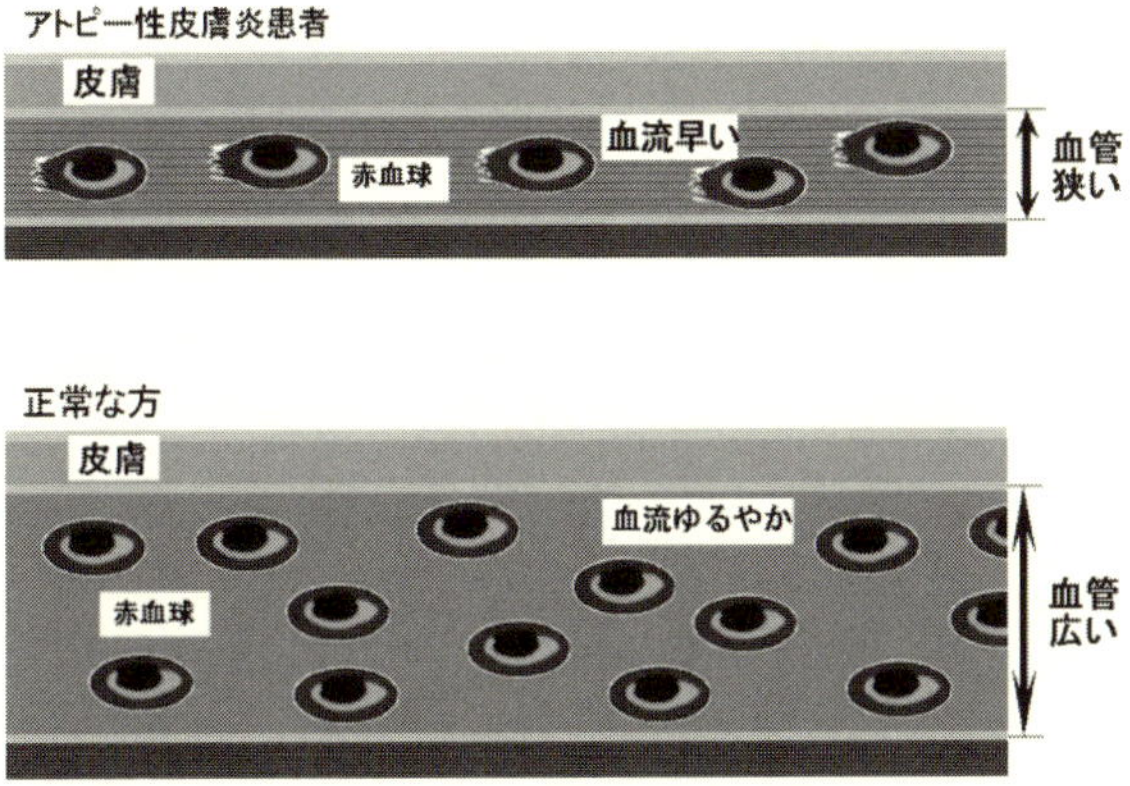

較して血流速度（Velocity）は速く、組織血流量（Flow）は多いが、赤血球量（Mass）は少ないことがわかりました。

アトピー患者の皮膚は赤血球の流れが悪いために、自ら血流速度を上げ、総血液量を増やすことで局所の赤血球量が少ない状態を安定させていることがわかりました。

このような結果から見ても、ステロイドを使用し血液速度や組織血液量を下げて赤みや痒みを抑えてしまうと、赤血球量はさらに低下してしまいます。

またこの検査は、末梢の血流速度・赤血球量・組織血流量を計測するので、自律神経の評価も同時にできます。

位相差顕微鏡による血液状態の検査

位相差顕微鏡は物体をくっきりとした輪郭で観察できる顕微鏡です。そのため血液全体の様子や血球（主に赤血球）の状態、指先の血液ですので、末梢の毛細血管の血液状態が良くわかります。

指先から一滴血を出して自分で行っていただくセルフチェックの検査です。

赤血球がつながった状態はドロドロの血液です。ドロドロ血は交感神経が優位なときに見られます。

また、血球以外の部分（血漿成分）に異物が写る場合は血液の質が低下していると言えます。

下段の写真●▲を見ていただくと一目瞭然ですが、伸長療法の施

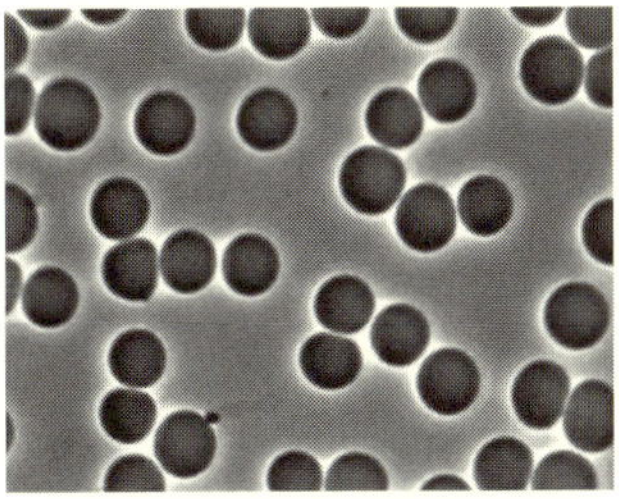
サラサラで正常な血液

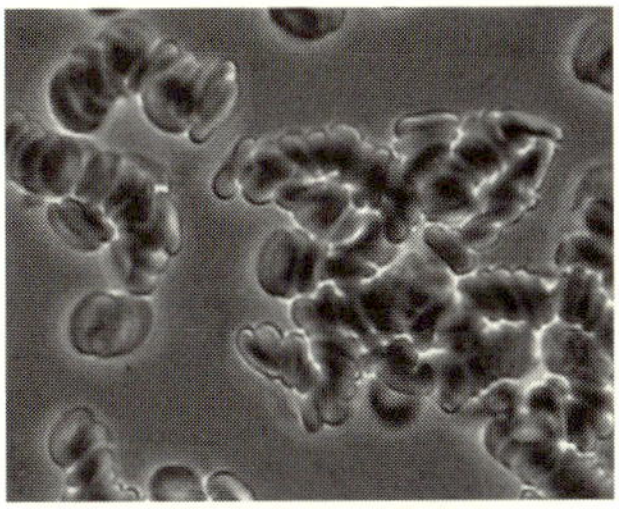
ドロドロな血液

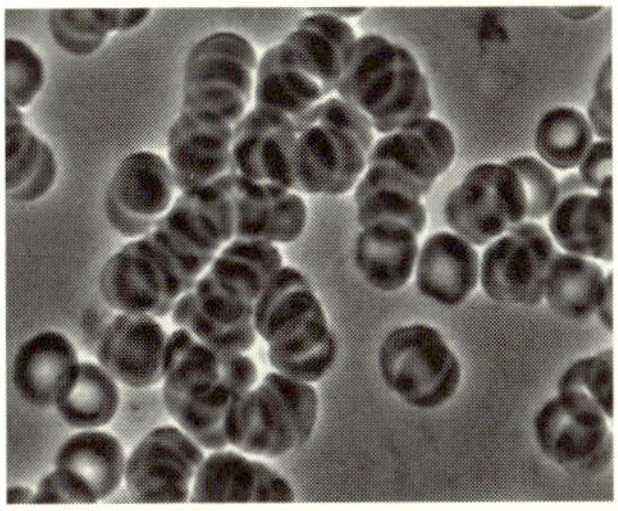
▲伸長療法施術前

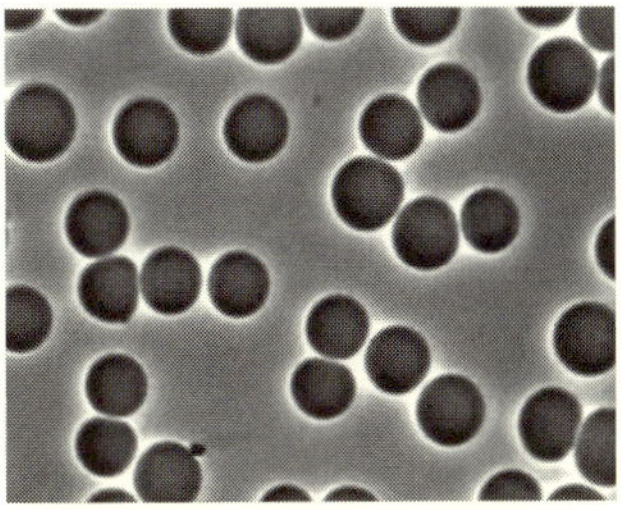
●伸長療法施術　15分後

術前後一五分という短時間による血液状態の変化です。伸長療法はドロドロな血液状態（交感神経優位）をサラサラな血液状態（副交感神経優位）に戻す働きがとても強いのです。

しかし、その伸長療法でもステロイドなどの薬物を長期使用している患者さんの場合は、ステロイドなどの薬物により強制的に交感神経優位になっているため、短時間での血液状態の変化は見られない傾向にあります。

実際、サラサラ血がすべて良いわけではないのですが、アトピー性皮膚炎患者さんの場合は皮膚に傷があるときはドロドロ、傷が治ってくるとサラサラになる傾向が見

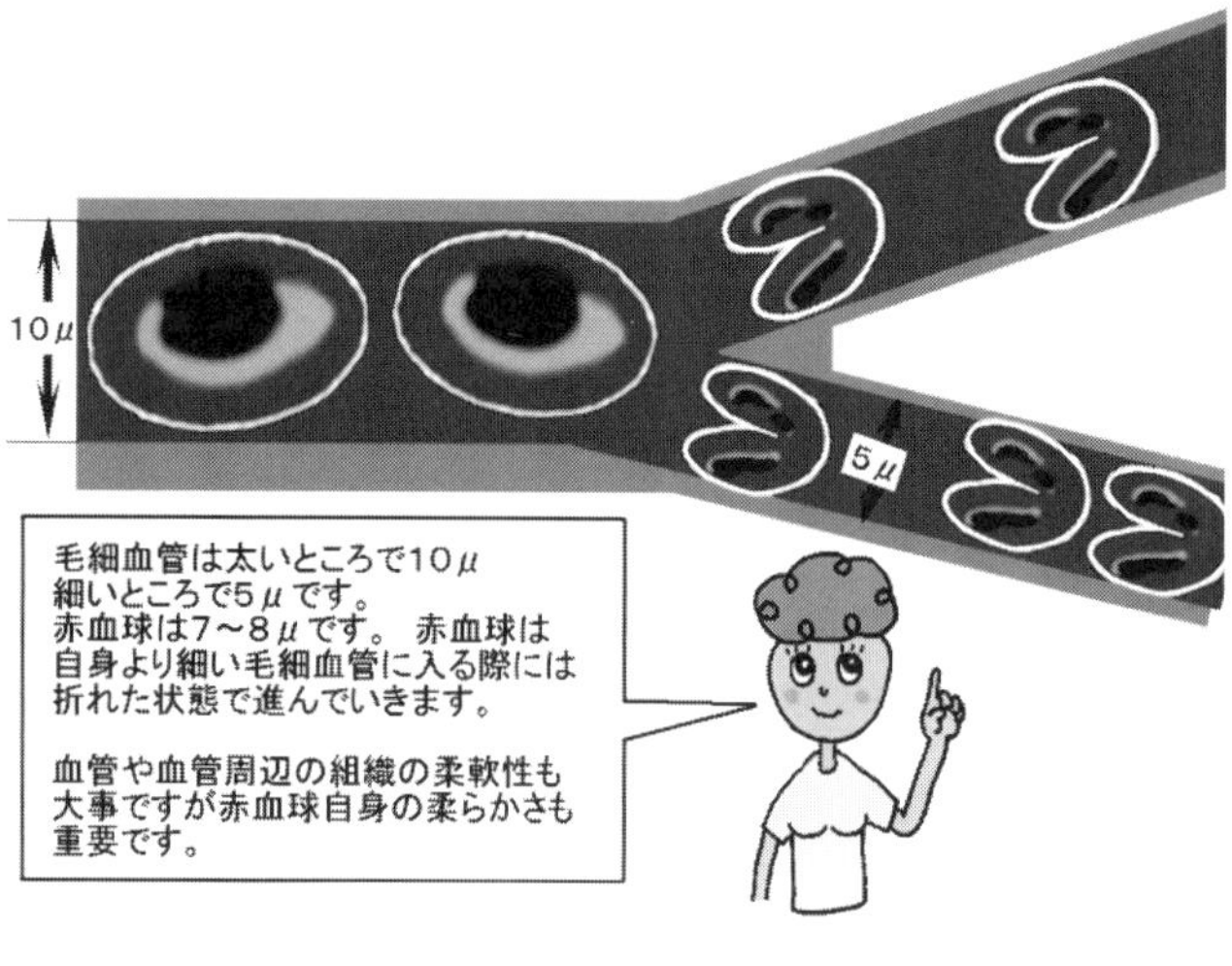
10μ
5μ
毛細血管は太いところで10μ
細いところで5μです。
赤血球は7～8μです。 赤血球は
自身より細い毛細血管に入る際には
折れた状態で進んでいきます。
血管や血管周辺の組織の柔軟性も
大事ですが赤血球自身の柔らかさも
重要です。

られます。

赤血球の他に、白血球の中のリンパ球や顆粒球、マクロファージなどの増加なども治療の手助けとなります

当院の治療法

検査の次に、治療の第一は、やはり伸長療法です。筋肉をほぐし柔らかくすることで、血行を促進し、新陳代謝を高め全身の緊張をやわらげます。

伸長療法については、後ほど詳しく述べますが、簡単に説明しますと、筋肉や筋膜の部位は立体的で浅層、中間層、深層に分けることができます。そして皮膚も同じように分類されております。筋・筋膜伸長療法は皮膚はもちろん、筋肉・筋膜の深層部すべての層にアプローチする当院の「柱」となる治療法です。

第二には鍼。これによって自律神経の調整を図り、免疫力を刺激し、炎症部位への多重感染を予防します。伸長療法だけでなく、鍼によっても、先に血液検査でも述べた白血球分画は整いやすくなります。

第三にはお灸です。痒みの激しい部位にこれを用いれば痒みが軽減します。お灸は家庭でもでき、痒みのある方にはとても気持ちの良いものです。こちらも後述します。

第四にはカーボン太陽灯です。一番の利点は、家庭に持っていっていただいての光線治療ができることです。リバウンド時など常に苦しいときにも、〝自分一人で治療ができる〟点でもとてもすぐれており、伸長療法や針灸との治療の相乗効果が望めます。

第五には会話です。患者さんの苦痛をそのまま受け止め、これまでもよくやってきた事実を率直に評価します。

仮に落ち込みや自棄の状態にあったとしても、それがその患者さんにとって最大限の努力の結果なのです。決して「頑張りが足りない」と責めることはありません。人の心とは微妙なものです。頑張ってきたのにさらに「頑張れ」と強いられれば、わずかに残っていた気力さえ萎えかねません。しかし、「そうか、よく頑張ってきたね。大変だね。辛いね」と受け止められると、心が鎮まり、鎮まると同時に、「もう少しやってみようか」「もう一度頑張ってみようか」という気力が湧いてくるのです。

家族の愛と協力があり、加えて苦痛軽減を目指した適切な治療があれば、激しいリバウンドであろうとも必ず乗り越えられます。

リバウンドを乗り越えないことには完治はありません。

有名な童謡の「たき火」の一節に、「あたろうか　あたろうよ　しもやけおててがもうかゆい♪」

寒い時期に起こる〝しもやけ〟や、冷たくなった身体をお風呂などで温めるなど、冷えたところが温められると痒くなるのは、寒さで縮こまって血行不良を起こしていた抹消血管が広がって元に戻る際、周囲の組織を押しのけるので、皮膚に分布している他の組織を圧迫してしまい、皮下組織にある肥満細胞から痒み物質のヒスタミンが押し出されて、神経がその刺激を痒みとして伝えてしまうから、といわれています。簡単にいうと、広い血管から急に狭い血管に変わってしまうので、生体はびっくりしてその境目を改善しようとする生体反応です。

ですので、血行不良が原因で起こるしもやけの治療において、温浴などで温めてから血行促進のマッサージをする行為を否定する方はいないと思います。

これはアトピー性皮膚炎でも同じことがいえます。先にも少し触れていますが、当院で行うレーザードップラー血流計による検査の数値をみても、痒くて赤みのある患部は赤血球数が少ないことがわかっています。

アトピー性皮膚炎の患者さんの多くは筋肉が硬くなり、その硬くなった筋肉内を走っている毛細血管は狭くなって、しもやけと同じ血行不良状態となっています。血行不良でない血管（硬くない筋肉）から血行不良の血管（硬い筋肉）に移ることにより痒みが生じるのです。ですので、硬くなった筋肉を本来の柔らかい筋肉に戻す〝伸長療法〟が有効なのです。

顔や指など筋肉量が少ない場所ではわかりづらいのですが、筋肉量の多い背中では明らかに凝りのある場所に痒みが出ています。痒みの出ている周辺にはゴリゴリとした硬くなった筋肉が触知できます。

痒み物質ヒスタミンは血管拡張という血管を広げる作用があります。痒みを出すヒスタミンは悪者扱いですが、痒みは狭くなった血管を押し広げようと身体が出す治癒反応なのです。皮膚表面では掻くという行為でも、掻いている指をもっと深く押し当てながら同じように掻いてみて下さい。りっぱな〝揉む〟という行為に変わります。痒くて掻くという行為は、しもやけを改善するためにマッサージを行い狭くなった毛細血管を広げ、血流を改善する手助けをするという行為と同義なのです。

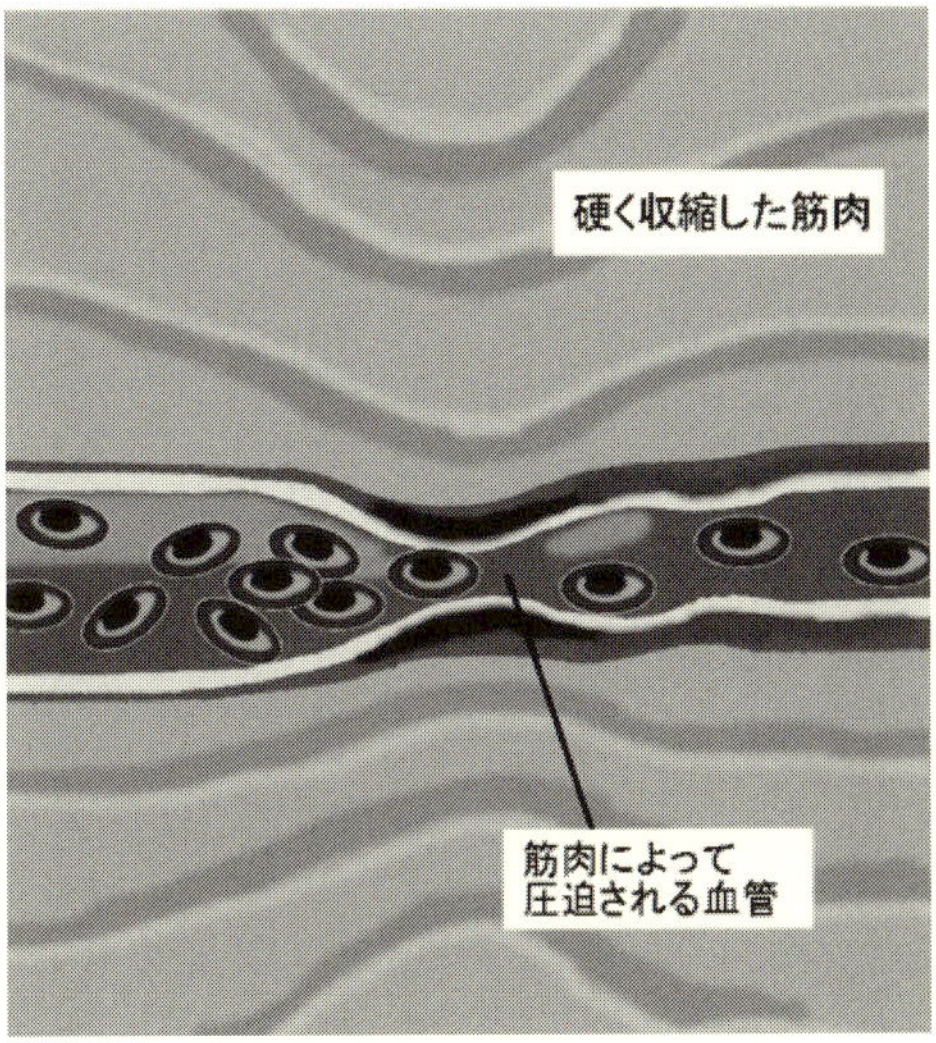

当院では前記で示したように、提携する病院で行う血液検査で、白血球分画の中の好酸球と呼ばれる白血球の一種に注目しています。逆にこの好酸球の数値を知りたいがために患者さんに血液検査をお願いしているといっても過言ではありません。

好酸球は、喘息や他のアレルギー疾患に増加がみられる白血球です。本来は寄生虫に対して働く白血球と考えられています。日本などの先進国には寄生虫がほとんどいなくなったために、働き場を見失った好酸球がアレルギー反応として症状を出すといわれており、〝寄生虫の逆襲〟などと揶揄されるほどです。一時は「寄生虫を飲んでアレルギーを治す」などといっていた有識者もいたほどです。ただし、寄生虫だけでなく、いくつかの特殊な病気にも血液中に増加が見られます。

特に気管支喘息では気管支の炎症部分やアトピー性皮膚炎では痒みのある炎症部分に多く集まっていることはわかっているのですが、なぜ多く集まっているのかは今のところはわかっていません。

好酸球の働きには寄生虫を攻撃する役割の他にも、痒み物質ヒスタミンを中和する働きもあります。痒みを和らげてくれる働きがあるわけです。しかし、逆にヒスタミンを出す肥満細胞を活性化する働きもします。好酸球は、アレルギー性炎症を抑制する側面と、促進させる両面があるのです。そのために痒みのある炎症部分に多く集まっていると私は考えています。

両面の作用がある好酸球って何なんですか？　といいたいと思いますが、我々としては結局は血流の改善に繋がると考えています。

アトピー性皮膚炎の方は、血行不良のため体中に痒み物質のヒスタミンを多く出しているわけですから、それを中和するために好酸球の増加がみられるんだよ。という考え方。

また一方で、痒み物質のヒスタミンを肥満細胞からバンバン出させて、狭くなった血管をよりたくさん押し広げようとするために好酸球の増加がみられるんだよ。という考え方です。

どちらも痒み物質ヒスタミンが影響しています。先にも述べましたが、ヒスタミンは血管拡張作用があり、血行を促進させるわけです。ですので、血流を正常に戻しさえすればヒスタミンはいらなくなります。そのためヒスタミンに関わる好酸球もいらなくなり、数値は減少します。

もちろん好酸球の数値と比例するように、痒みなどの皮膚症状も改善していきます。

重複しますが血流を正常に戻し、好酸球を減らすいちばん有効な手段が「筋・筋膜伸長療法」というわけなのです。そのため、血流を速やかに回復させるためにも伸長療法をできれば毎日受けることが治癒への近道となりますし、実際に当院に来院されるアトピー性皮膚炎の患者さんでは、治療回数が大きく治療効果と関係しています。

伸長療法

伸長療法、正確には「筋・筋膜伸長療法」といいます。筋肉を深いところから柔らかくもみほぐし、硬く縮んだ筋肉を本来の状態に伸ばす治療法です。

血行を促進する手っ取り早い方法は入浴ですが、アトピー性皮膚炎の方は入浴後、皮膚の油分がなくなることや、表皮温度の上昇による皮膚表面の水分の蒸発などから、強い痒みや皮膚のツッパリ感で、入浴を敬遠されます。

私達が行う伸長療法は、血行を促進するのはもちろんですが、治療後痒みが起こらないばかりか、痒みは軽減されるという特徴があります。

伸長療法は、外見的にはマッサージです。ただし、いたずらに筋肉をもむものではありません。筋肉の立体的な成り立ちを十分に踏まえた上で、マッサージのように筋肉の浅い部位にではなく、深いところの筋肉にアプローチして皮膚、筋と筋膜を柔らかくほぐします。

私たちの肉眼で見える血管の流れは、主に心臓が担当します。肉眼では見ることができない毛細血管の流れを担当するのが筋肉です。

その毛細血管の流れを担当する筋肉の仕組みをミルキングアクション（乳しぼり）と呼ぶのですが、硬化した筋肉を乳しぼりするようにもむことで、硬くなり血流が悪化した筋肉に血を呼び込むのが、この治療法の特徴です（次ページ図参照）。

マッサージやリフレクソロジーのように、単にリラックスを目的とするものではありませんが、受ける人は、大変に心地よい刺激によって全身をほぐされるために心地よいリラックスに導かれます。

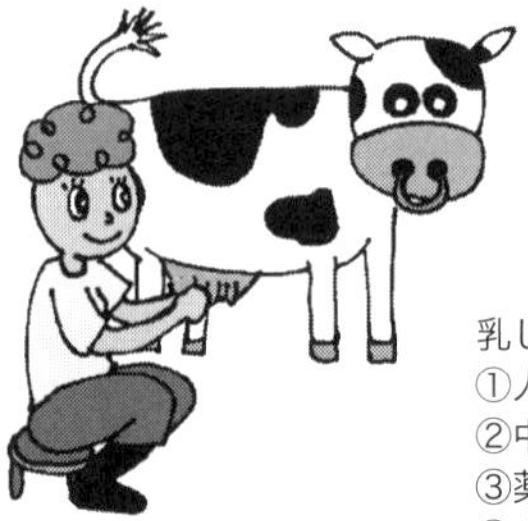

ミルキングアクション

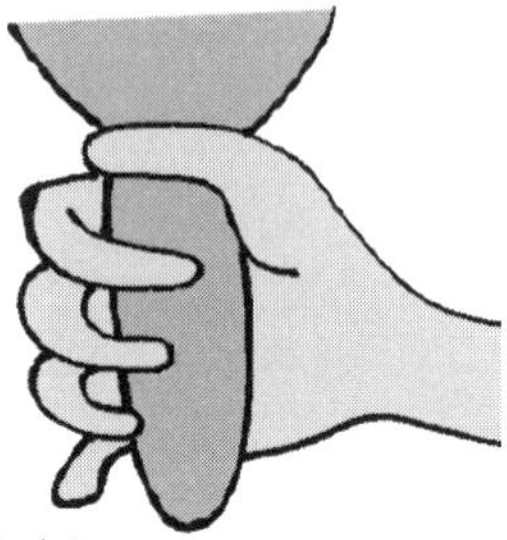

乳しぼりは
①人差し指
②中指
③薬指
④小指
の順番で先端部に向かい
押し出すように行われます

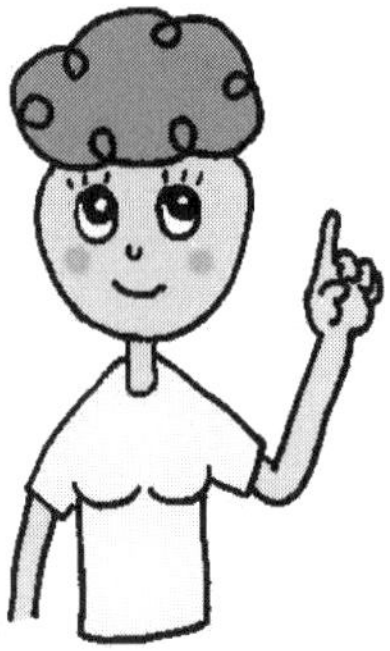

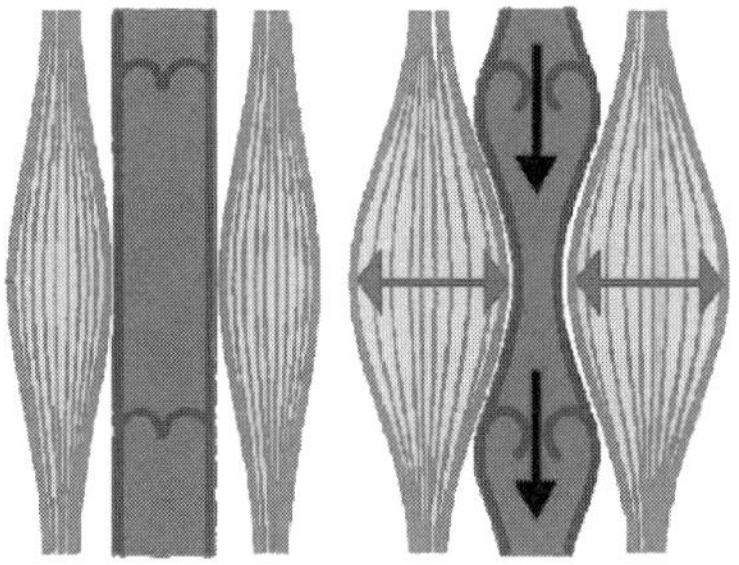

筋肉の収縮作用が血管を圧迫し、乳しぼりのように血液を押し出します

しかし手技を行なう側は単にもみほぐしているのではなく、全身の部分の筋肉の構造に即して、その部位の筋・筋膜・血管・神経・筋紡錘・コルジ腱器官・ポリモーダル受容器を活性刺激することにより、血行を促進するとともに、リンパ系・消化器系・内分泌系・自律神経系を活性化します。

手技の特徴としては、常に筋組織の筋の方向に沿った刺激をするところにあります。筋組織の筋の方向に対して直角方向の刺激をすることはありません。直角方向への刺激は例えるならギターの弦を弾く動作と同じで、ギターの弦を激しく弾けば弦が切れることがあるように、筋繊維を弾くように治療すると筋繊維が切れてしまい、俗にいうモミ返しなどのだるさや痛みが起こりやすくなります。

逆に伸長療法は常に筋組織の筋の方向に沿った刺激をするので、強い刺激であっても筋肉を傷めづらいという特徴があります。

また、指などの〝点〟で刺激（治療）を行う部位はごくわずかであり、足裏などの広い〝面〟で体に接する治療法です。狭い部位のみをもむということもしません。筋の全体を、まさにその名のごとく長く伸ばす方向へと刺激します。

ですので、伸長療法は「深部筋組織への、筋の方向に沿った面刺激」ということです。

受ける方は、基本的にはベッドの上に横たわっているだけで、その意味ではマッサージを受けるのと同等です。受けていて感じる心地良さは、マッサージよりも深いものかとも思われます。原則として痛みを感じることはなく、違和感もありません。

私は伸長療法の手技を施していて、患者さんそれぞれの体調や不調部分を察知することができます。内臓ほかどこかに不調があれば、その部位の筋肉が深いところから硬くなっているのがわかるからです。

筋組織の柔らかさ。それは正に健康度の象徴です。本来そういう方が伸長療法を受けられるのは稀ですが、全身の筋組織が柔らかい人は健康度が高く、触っていて「ああ、この人は長生きだ」と実感するほどです。

全身の筋組織が柔らかいだけに、どこか部分的に筋組織が硬いところがあれば「ああ、ここが少し硬いですね」と指摘すれば、たいていは「ええ、その部分に少し……」と自身の不調部分を察知しています。全身的には柔らかくリラックスしている体であるだけに、わずかな不調であっても、それを反映して緊張している部分の違和感を感じ取ることができているからです。

これとは逆に、全身の筋組織が硬い人は、自身の感覚で不調の部分を察知することがむずかしくなります。つまりは全身が緊張していて、緊張した本来なら不快な違和感が全身的な当たり前の状態としてしか感じられないからです。

アトピー性皮膚炎・アレルギー疾患の治療を目的とした場合だけではありません。

伸長療法を継続していくなら、個人によってかかる期間の長短はあるものの、必ず全身的なリラックスが深まっていきます。するとあらためて感じることになります。「ああ、体全体が柔らかくほぐれてリラックスしている状態とは、こんなにも快適、心地よいものだったのだ」

そう感じることになります。つまりは、それ以前の体の状態は、その方本人はそうとは自覚していなかったかもしれませんが、きわめて緊張した状態であり、当たり前の体調と感じていながらも、実はとても慢性的な不快感におおわれていたのだということにあらためて気づくのです。

いつもシトシトと重い空気におおわれて過ごし、それを当たり前だと感じていた人が、初めてさわやかな風を受けて感じる心地よさ。「ああ、こんな心地よい風を受けて生きることができるのか」と感動するほどの心地よさ。

伸長療法によりほぐされた体で生きる人と、全身の筋肉が硬化している体で生きる人との間には、それほどに大きな差があるのです。

鍼

〝鍼〟は「はり」と読みますが、同じ読み方の〝針〟とは違います。ただし、針のイメージに似て、先端がとがっているもので体を刺激する〝鍼〟ももちろんあります。しかし、鍼の種類にもよりますが太さは約〇・一二ミリで、痛みはほとんど感じません。ちなみに蚊の口は〇・〇八ミリですから、かなり細いことがおわかりいただけると思います。

また、スプーンやフォーク状のものや、剣山のようなもの、ローラーに突起がついたものなど、さまざまな形をしたものが〝鍼〟と呼ばれています。我々からすると、女性が使用する美顔ローラーも鍼の一種にみてとれます。

鍼は俗に言うツボを刺激して体調を整えるのですが、体の一部を極微小に傷つけることにより、その傷の修復作業の能力を利用したり、皮膚下に刺すことにより、体は一時的に異物が入ったと認識して免疫作用が働くために免疫力が上がるなど、要は身体が自分自身を治すメカニズムを利用して、体調を整えるのです。

灸

痒いときにはお灸。これは苦痛軽減においてもっとも速やかな効果がある手立てです。お灸は、家庭でもできますので活用することをおすすめします。ヨモギの葉から出ている毛のような細い繊維を集めて加工したもぐさ（艾）というものを使用します。

痒みの軽減のためにお灸するところは、ツボではありません。痒いところそのものに据えます。また、熱い灸を我慢する必要はありません。熱ければすぐにはずして良いので熱さが引いたらまた据えて、熱ければはずす。その繰り返しで十分です。熱を感じたらはずしてしまうお灸で、知熱灸という分類の灸法です。

お灸の目的は、皮膚に小さくて軽い火傷を作ることにあります。

小さく軽い火傷であっても、その部分の皮下には火傷毒素が発生します。この火傷毒素は血液に吸収され、火傷部分への赤血球や白血球の供給量を増やす作用を現します。

お灸が赤血球の供給量を増やし、また白血球の供給量を増やすと同時にこれを活性化することは、科学的にも証明されています。

白血球についていえば、お灸を据えた一五分後には早くも増量し、一時間から二時間の間には平常の約二倍にも達します。四時間から五時間するとやや減少するものの、八時間以上たったところで再び増量し、平常の約二倍半の白血球量が四日から五日維持されるといわれています。

また、「熱っ！」と感じる熱刺激により、体には熱ショックたんぱく（ヒートショックプロテイン）という修復物質が発生することも知られています。皮膚や他の組織に異常があれば、壊れて異常のあるたんぱく質をその修復物質が元に戻してくれるのです。

とはいえ、このように科学的な検証によって明らかにされている効果は、お灸の効果全体からみればごく一部でしかない、というのが私の実感です。今の科学、今の技術では探求ができない領域にこそ、お灸をはじめとする古くから重要とされてきた療法の本質があるのだと、私は考えています。

私たちの体は三六・五度前後の体温を維持しています。そのためには火（エネルギー）が必要です。

アトピー性皮膚炎をはじめ、アレルギー疾患（鼻炎・気管支炎・中耳炎・結膜炎）、自己免疫疾患（膠原病）の共通している点は炎症です。一般的にはこの炎症を抑え込むために抗炎症作用の強いステロイド剤を使用します。

私は、アトピー性皮膚炎はもちろん、鼻炎・中耳炎・結膜炎などにもお灸を使っています。「炎」

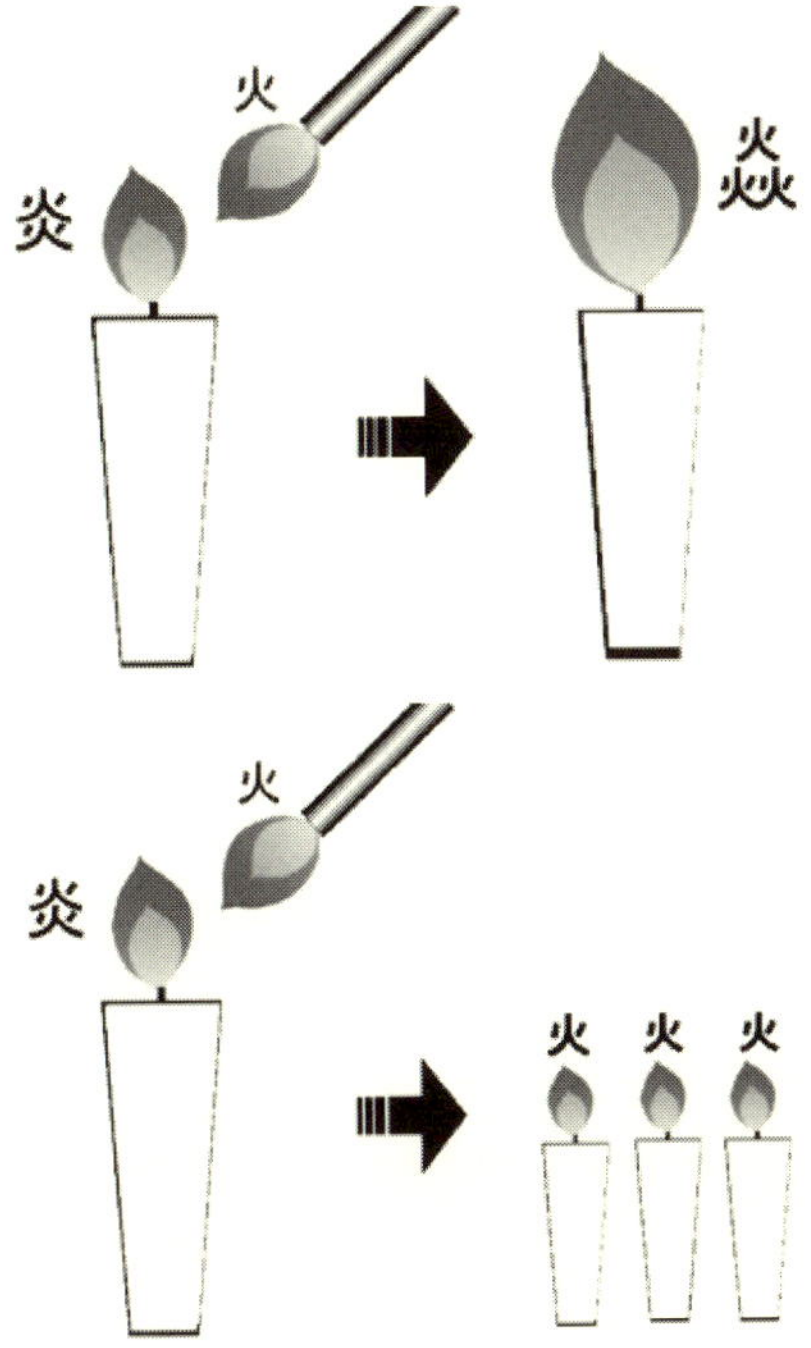

には「火」が効くからです。

「炎」に「火」を加えれば「焱」となり、さらに燃え広がって症状を悪化させてもよいかもしれないのに、現実は逆です。「炎」に「火」を足すと、「焱」とはならずに横並びの「火・火・火」となって鎮まるのです（前ページ図参照）。

不思議な現象です。

私たちの体は血流を改善しようとしてわざわざ炎症を起こします。その炎症がお灸によって手助けされるとき、くすぶって燃え尽きない炭の火を煽ることにより炭を燃え尽きさせるかのように、炎症は鎮火へと向かうのです。

太陽カーボン灯による光線療法

現在、光線療法は代替医療の分野を中心に医療や健康・美容などに利用されています。

しかし、近年はＬＥＤをはじめとするさまざまな光源が発明、使用されているにも関わらず、日向で感じるあの気持ち良い太陽光線とは程遠いものです。

当院で使用している太陽カーボン灯は、歴史こそ長くＬＥＤのように近代的ではありませんが、太陽光に類似した光線を放射する唯一の光線療法機器です。

実際に太陽カーボン灯の光線に当たってみると、日向にて日向ぼっこをしている感覚を感じます。

この光線療法を考案したのは、一〇〇年前のデンマーク人ニールス・フィンゼンという医師です。北欧はもともと日照時間が少ない地域でしたので、人工的なカーボン灯の光を利用することを考えたようです。それまで不治とされていた尋常性狼瘡という結核菌が真皮に入り込む皮膚病や、さまざまな慢性疾患の治療に応用して大変効果をあげ、その功績により一九〇三年ノーベル医学生理学賞を授与されています。

光線には免疫と密接な関係があり、マクロファージやリンパ球を強化する作用があるのですが、現代は肌のシミや美白の大敵として紫外線有害説が蔓延しており、アトピー疾患などの肌トラブルの方々は特に日光を避ける傾向があります。

ただし、紫外線は確かにオゾン層破壊などに関わる人体にも地球にも有害な波長領域があるため、太陽カーボン灯に使用する紫外線はこの有害部分は削除し、生物学的作用を高める波長のみ（ＵＶＡ）が照射されるようになっています。

また、光線の赤外線領域の波長は体内深くに透過し、黒い色のものに吸収され熱エネルギーに変わります。

血液の色は心臓から出発した時には鮮やかな赤色（鮮血）ですが、血液が末梢に行き毛細血管に近づくほど、赤黒くなります。これは血液に太陽光線の赤外線を取り入れ、熱変換をさせるために進化の過程で備わった人体のメカニズムです。

この太陽光線の恩恵に類似する波長を出す太陽カーボン灯を、アトピー患者さんには多い方では五台いっぺんに照射し、体温調整をはじめ、免疫力や生体リズムを司る自律神経系（視床下部）の向上を図るために使用しています。

また、アトピー性皮膚炎が軽減されてくると喘息を併発される方がたまにおられます。当院において、喘息にもカーボン太陽灯が非常に良い結果を導いてくれます。

終わりに

今回本院の院長と副院長に協力していただき、この本を出版できました。

私が皆様に一番にお伝えしたいことは、アトピー治療には長い時間がかかります。しかし、アトピーはかならず治るという事実です。

アトピー患者さん、そして御家族の皆さん　決して諦めないでください。また、この場をかりて、推薦文を書いていただいた新潟大学名誉教授　安保 徹先生、血液検査を協力していただいている静岡県富士市の山田医院・山田秀生先生、千葉県習志野市の村井医院・村井利治先生、本の中で御身体をさらけ出していただいた多くのアトピー患者さんと御家族の皆様に心より感謝いたします。

平成二八年八月

井出智子

【著者紹介（50音順）】

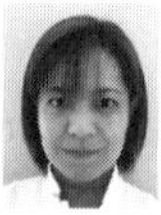

井出智子（いで　ともこ）

1974年　静岡県富士市に生まれる。
1996年　あん摩・マッサージ・指圧師、鍼師、灸師資格取得。
2002年　中村昭治氏と出会い、なかむら鍼灸接骨院に勤務。筋・筋膜伸長療法を学び、アトピーをはじめアレルギー疾患の治療に携わる。
　安保-福田理論を知り、自律神経と免疫の学会に所属、 正会員となる。
2016年　なかむら東洋医療センター 副センター長に就任、現在に至る。

アロマテラピスト、ヨガインストラクター、ナチュラルフードコーディネーターの資格取得。
気になる事は知らないよりは知っていた方がいいという思いが強く、ミーハーでとにかく好奇心が旺盛なので、何にでも興味を持ち、可能なものであれば、実際に見て、体験し、何かを感じとりたいと常日頃アンテナをはっています。

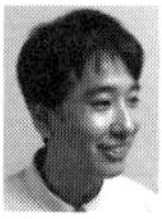

笹原茂儀（ささはら　しげよし）

1972年　静岡県生まれ。
1993年　あんまマッサージ指圧師免許・鍼師免許・灸師免許所得。
同年中村接骨院勤務。院長の中村昭治に師事し、常に患者さんの症状に合わせて有効な方法を模索している。現在、(有)なかむら鍼灸接骨院副院長。日本自律神経病研究会理事。

カメの飼育、ガーデニングで自らを癒しながら、治す治療に挑戦している。

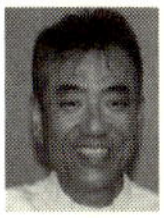

中村昭治（なかむら　まさはる）

1956年　静岡県生まれ。
1976年　東京医療専門学校卒業。
1982年　静岡県富士市に中村接骨院開業。
1996年　有限会社なかむら鍼灸接骨院設立。同院院長として現在にいたる。
1997年　厚生大臣指定柔道整復師所得。
1998年　ジャパンアスレチックトレーナー所得。
2006年　認定柔道整復スポーツトレーナー認定。
2010年　千葉県習志野市に分院を設立。

連絡先：〒416-0944　静岡県富士市横割1-6-3（有）なかむら鍼灸接骨院
Tel 0545-61-1073　Fax 0545-60-0782

約25年前に筋・筋膜伸長療法に出会う。関節周囲炎・腰痛治療などの治療を行った患者さんから「アトピーが良くなった」という声を多く聞くようになり、伸長療法がアトピーに効果があると直感。その後、臨床と研究を重ね、アトピーの原因は筋組織が硬くなっているときに生じる血行の不調、それがもたらす新陳代謝の異常であるとの説を確立し、多くのアトピー患者を治してきた。
主な著書に『もみほぐせば治る！アトピー治療革命』（メタモル出版）がある。

どうして私のアトピーは治ったか？

2016年 10月21日　第1版第1刷発行

著　者　井　出　智　子
　　　　©2016 Tomoko Ide
　　　　中　村　昭　治
　　　　©2016 Masaharu Nakamura
　　　　笹　原　茂　儀
©2016 Sigeyosi Sasahara
発行者　高　橋　　　考
発行所　三　和　書　籍

〒112-0013　東京都文京区音羽2-2-2
TEL 03-5395-4630　FAX 03-5395-4632
info@sanwa-co.com
http://www.sanwa-co.com
印刷所／製本　モリモト印刷株式会社

乱丁、落丁本はお取り替えいたします。価格はカバーに表示してあります。
ISBN978-4-86251-206-2 C2047

本書の電子版（PDF形式）は、Book Pub（ブックパブ）の下記URLにてお買い求めいただけます。
http://bookpub.jp/books/bp/447